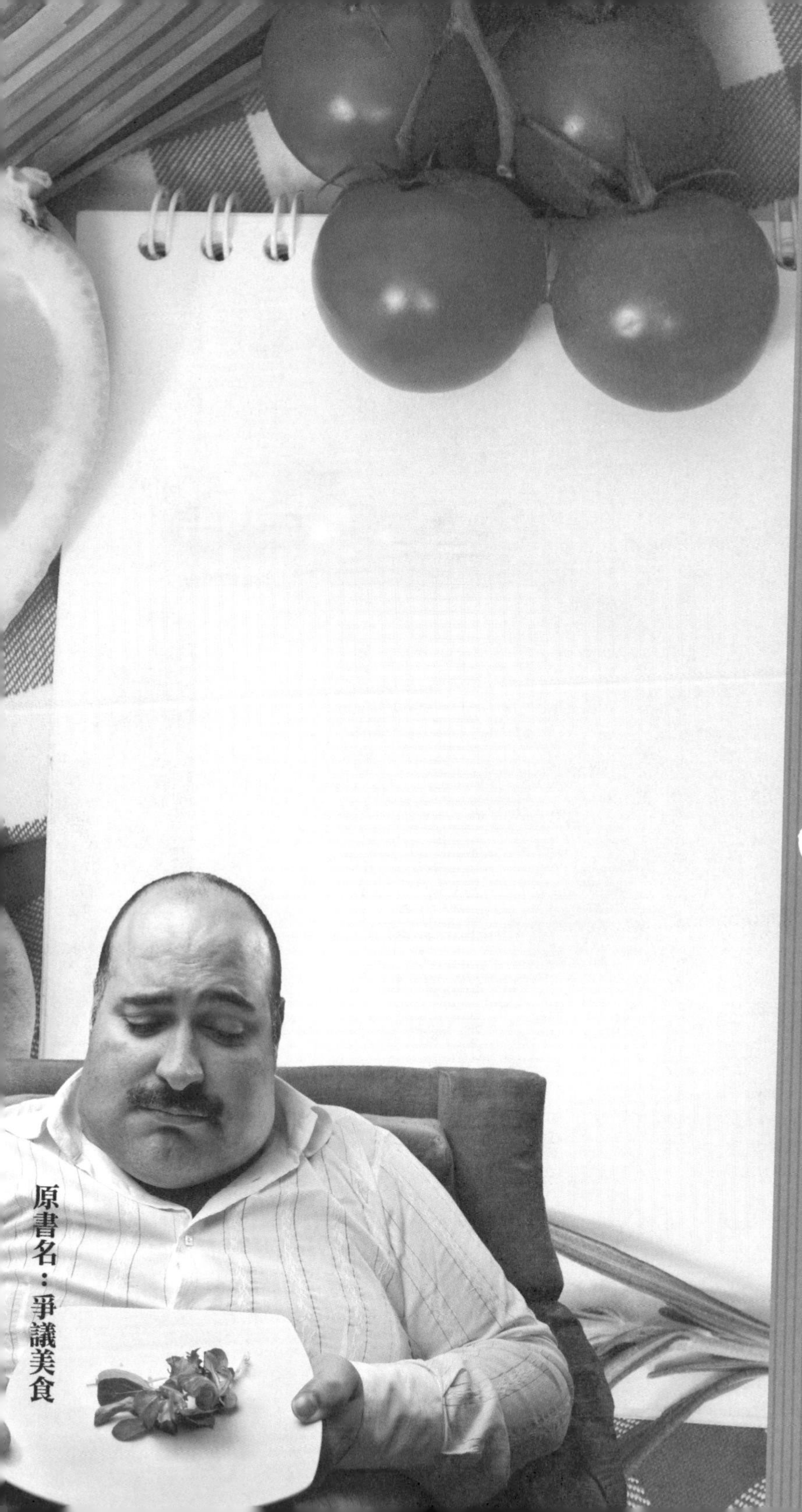

到底要怎樣吃才健康？

莊淑芹◎著

原書名：爭議美食

前言

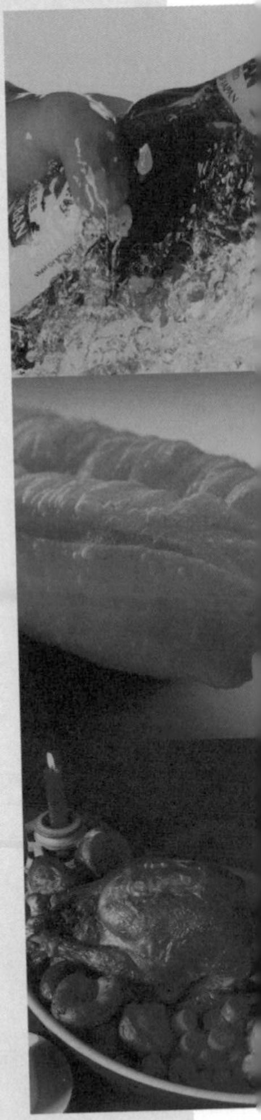

民以食為天，在龐大富庶的物質世界裡，飲食的科學性和合理性吸引著人們關注的目光。在追求健康飲食的過程中，人們甚至為此發生了各式各樣的爭議。當高血壓、高血脂、高血糖、脂肪肝、癌症等慢性甚至惡性疾病的患者數目與日劇增的時候，人們不得不提高警覺、關注自己的飲食了。

一日三餐看似平凡，卻存在著許多學問和講究，稍不注意，就會陷入迷思，給健康帶來隱患。或許你不曾想到：每天吃慣了的炒菜，竟然存在著與營養吸收相悖的迷思；明明是用來滋補的食品，食用後卻給身體帶來了新的傷害；本著美好的願望細細料理食材，沒想到食材的重要營養就在料理中被丟棄了；總是不敢放在一起食用的食材原來是最佳搭檔；每天用來炒食的食材應該燜煮才最有營養……

本書給讀者帶來最健康的飲食、克服最具傷害性的飲食方法、撫平人們對飲食不信任感的原則，精心挑選了生活中最具爭議、最易影響人們健康的食材、搭配、方法、習慣等，讓人們從爭議中領悟飲食真諦、明白科學要義、養成健康習慣、獲得美好生活，從此踏上無爭議的美食之旅。

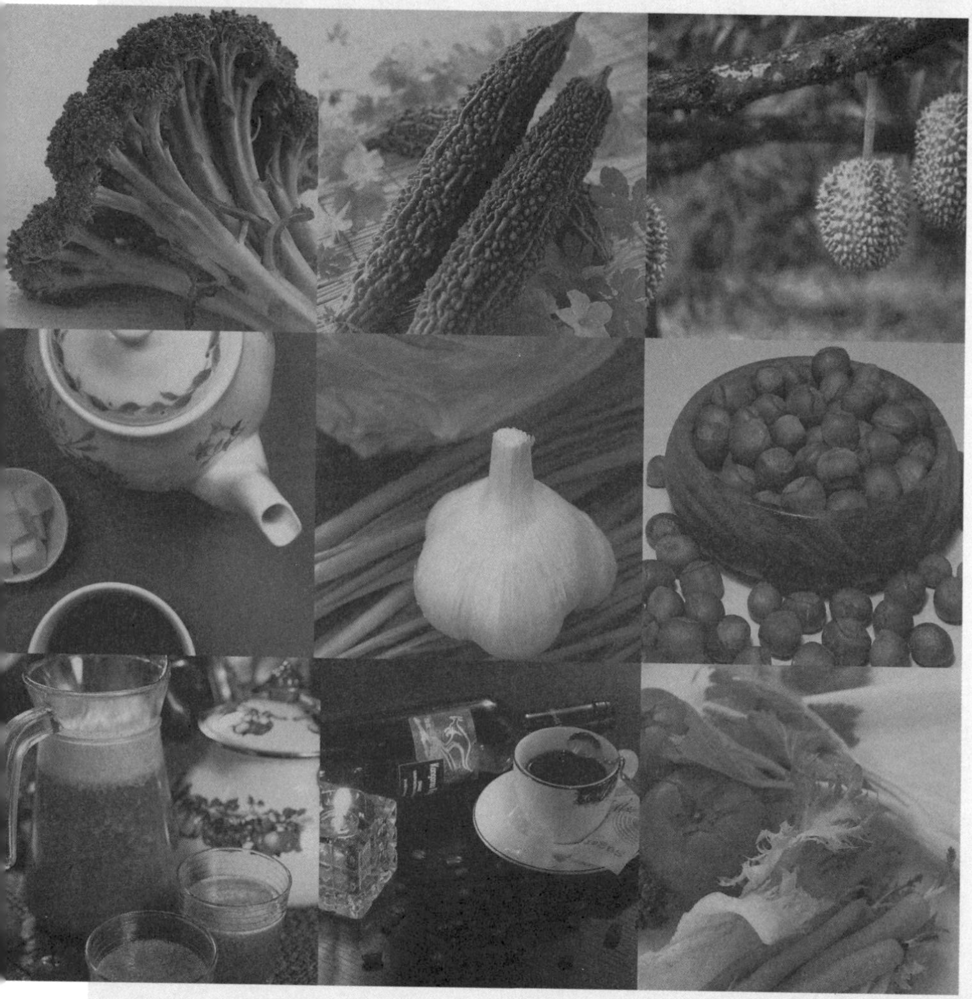

Directory

第二章 烹飪方法起爭議

第三章 飲食習慣要爭議

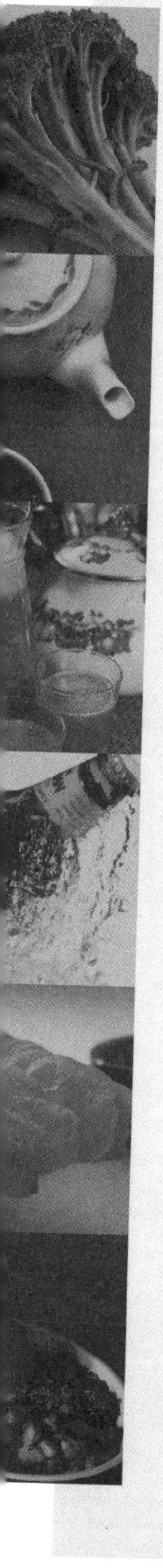

第四章 搭配不當出爭議

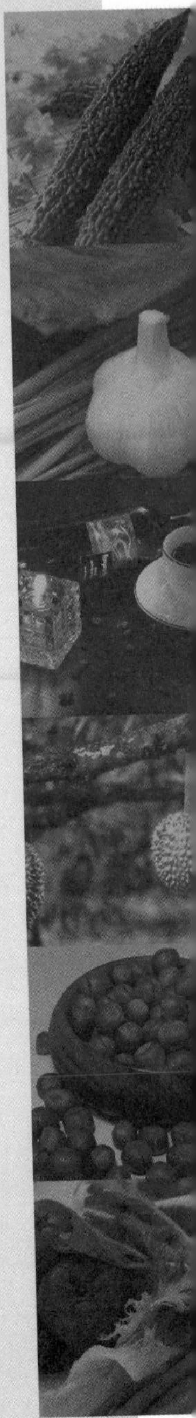

Directory

第五章 食物疾病相爭議

第六章 合理搭配不爭議

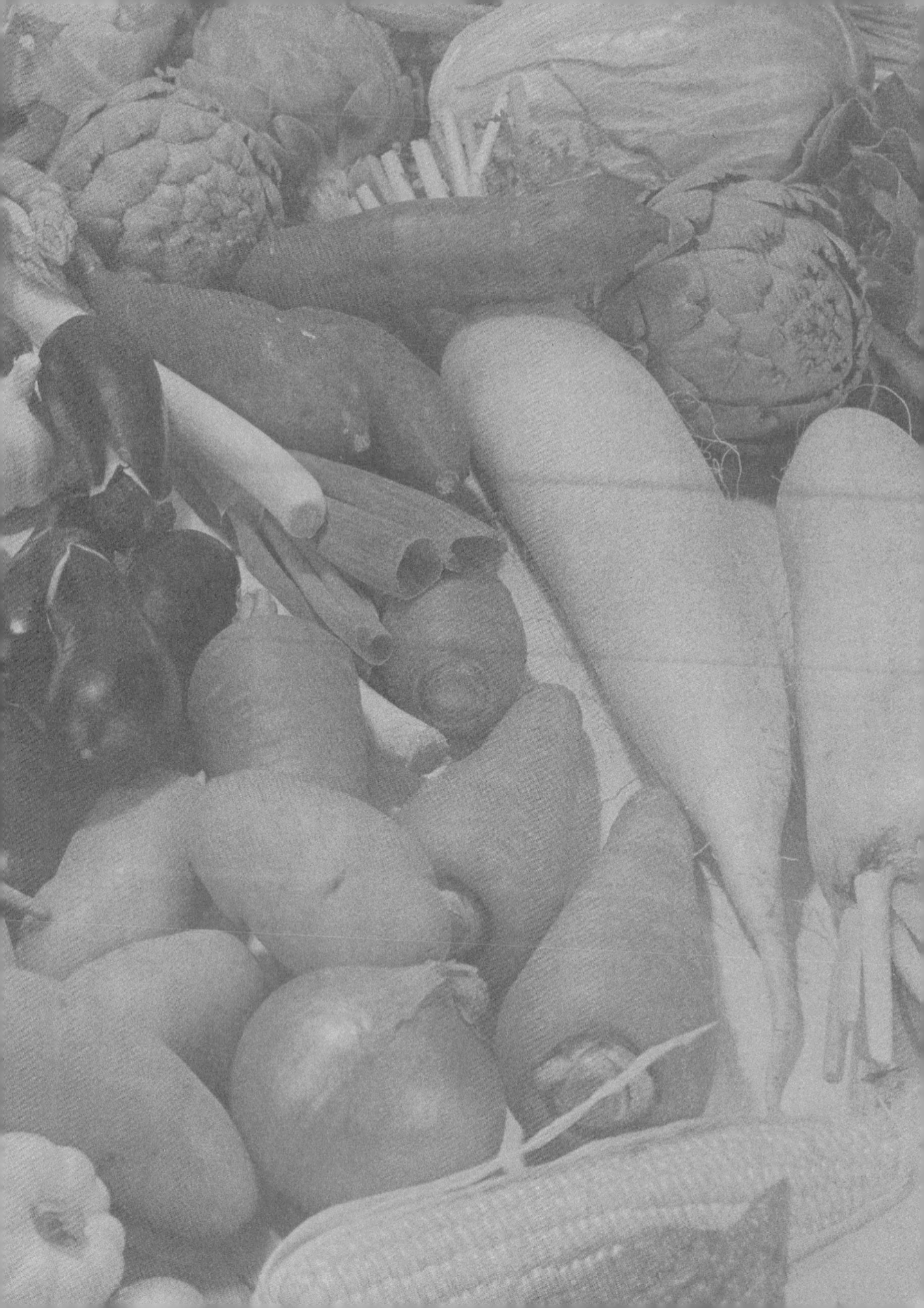

第1章

日常食物有爭議

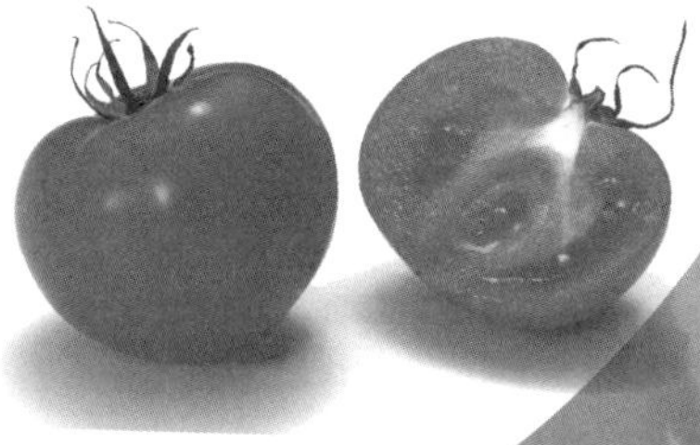

1 雞蛋

雞蛋是餐桌上常見的食品，很多朋友已經把雞蛋當作美味佳餚，一日三餐，餐餐離不開雞蛋。雞蛋含有蛋白質、脂肪、蛋黃素等人體所需的多種礦物質，營養十分豐富。可是，一場關於吃雞蛋是否有利於身體健康的爭議正影響著人們對雞蛋的選擇。有健康才能有未來，為了健康即使鬧上「營養法庭」，也要得出公正的「判決」。

爭議焦點 **雞蛋。**

正方：當今，高血脂、高膽固醇、心腦疾病頻頻出現，「三高」症狀越來越嚴重地危害著人類的生命健康，遵循「病從口入」的古訓，人們開始檢點自己的飲食，最後尖銳地目光落在了膽固醇含量超高的雞蛋身上。每100克雞蛋含膽固醇585毫克，而我們的餐桌上雞蛋及雞蛋製品種類繁多，雞蛋就是元兇！回頭看看周圍因患有人體動脈粥樣

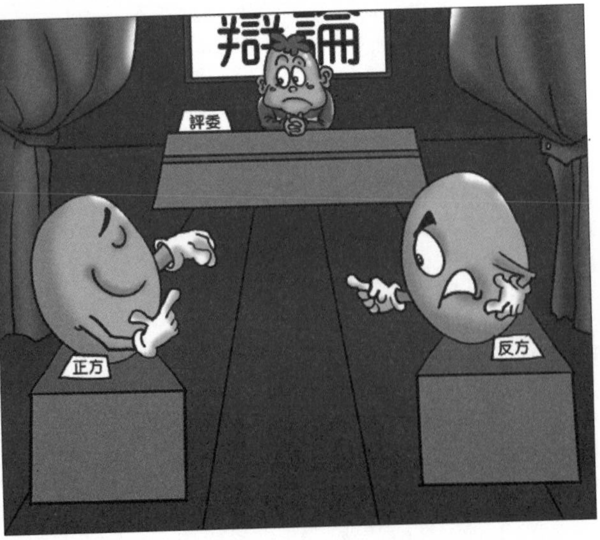

硬化、心血管阻塞而導致中風、心絞痛、心肌梗塞的病人那痛苦模樣，不寒而慄的人們從心中發出呼喊：雞蛋再也不能吃了！

反方：雞蛋堅決要吃。

理由是：

①雞蛋富含DHA和卵磷脂、蛋黃素，對神經系統和身體發育有利，能健腦益智，改善記憶力，並促進肝細胞再生，含有豐富的蛋白質，對肝臟組織損傷有修復作用，是身體必須的「記憶分子」、「血管清道夫」和「食用化妝品」。

②雞蛋富含維生素和鐵、鈣、鉀等人體所需的礦物質和微量元素硒、鋅等，可以分解和氧化人體內的致癌物質，具有防癌作用。

最終裁決：雞蛋營養豐富，是理想的天然補品，千萬不要「聞蛋喪膽」失去享用美味滋補身體的機會。當然，吃雞蛋也不是多多益善，要根據身體情況量力而行。健康人士只要每週不超過3個雞蛋都是健康有益的。同時，食用雞蛋也要講究科學：高燒、腹瀉、肝炎、腎炎、膽囊炎、膽石症患者忌食用雞蛋；膽囊炎患者和膽固醇嚴重超標者應該注意加以對雞蛋食入量的控制；老年高血壓、高血脂、冠心病人需限量食用，每日不超過1顆，這樣既可補充優質蛋白質，又不影響血脂水準。皮膚正在生瘡化膿的也不宜吃雞蛋。長時間煮燒的雞蛋也不要吃，因為煮的時間一長，蛋黃裡的鐵離子和蛋清裡的硫離子就會發生化學反應，形成褐色硫化亞鐵沉澱，妨礙了人體對鐵的吸收。

美麗拍檔：雞蛋與大豆食用，可以大大提高大豆蛋白的生理功用；雞蛋與蔬菜食用可以彌補雞蛋本身維生素C含量不足的缺憾。

健康重點：一直有人認為毛雞蛋營養價值高，其實它的營養價值根本不能和雞蛋比，毛雞蛋是雞蛋在孵化過程中受到不當的溫度、濕度或者是某些病菌的影響，導致雞胚發育停止，死在蛋殼內尚未成熟的小雞。在這個過程中，雞蛋中所含有的蛋白質和脂肪已經全部消耗掉了，大部分的營養成分也流失了，還含有沙門氏菌、大腸桿菌等多種病菌，不但營養價值低，一旦烹飪過程中加熱不徹底，或者食用者抵抗力較差，食用後就會產生噁心、嘔吐、腹瀉等腸胃道不適的症狀。

有關專家指出，毛雞蛋激素含量較高，正處於身體生長階段的兒童和青少年，經常吃毛雞蛋，有可能會影響到青少年身體發育。

選購訣竅：挑選雞蛋的時候，主要看蛋殼顏色是否均勻、蛋殼是否光滑、蛋的形狀是否過長或者過圓。如果蛋殼顏色不均勻或者蛋殼比較粗糙，就有可能是不健康的雞下的蛋。具體做法可以用拇指、食指、中指捏住雞蛋搖晃，沒有聲音的是鮮蛋，發出晃蕩的聲音的是壞蛋。

2 牛奶

睡前喝一杯牛奶已經成了許多人的生活習慣。牛奶營養豐富，容易消化與吸收，被人們譽為最「接近完美的食品」。它所具有的原生營養，是其他任何人造營養品都無法比擬的，所含的20多種氨基酸中有8種是人體所需的，當你喝完一杯牛奶後愜意地躺在舒適的床上時，人稱「白色血液」的理想天然食品卻成了爭議的焦點！

爭議焦點 牛奶。

正方：有研究顯示，動物蛋白，尤其是牛奶蛋白能顯著增加患癌症、心臟病、糖尿病、腎結石、多發性硬化病、高血壓、骨質疏鬆症、白內障和老年性癡呆症的機率。對於男性而言，牛奶中的動物蛋白含有的雄激素較多，會加重前列腺增生的症狀，而動物蛋白是酸性食物，

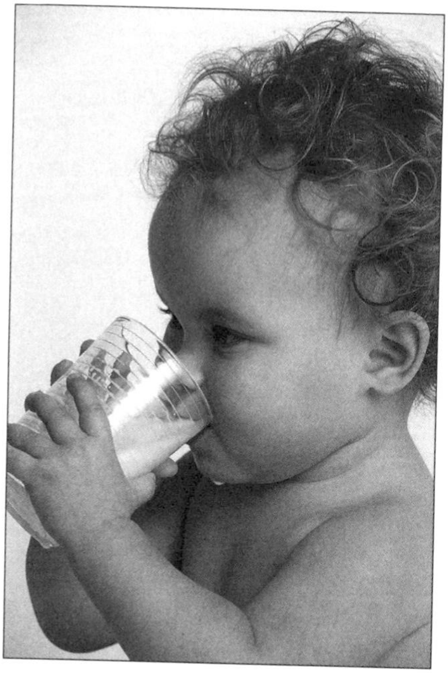

會增加腎臟的負擔，在體內產生大量的自由基，加速前列腺衰老！所以，牛奶還是不喝為好！

反方：牛奶堅決要喝！

理由是：

①牛奶中含有許多對男性有益的物質，常飲牛奶者不但精力充沛，少患肥胖症、高血壓、骨質疏鬆症，且患栓塞、中風的可能性遠低於不飲牛奶者。

②牛奶維生素A含量豐富，經常飲用可以防止皮膚乾燥及黯沉，保持皮膚白皙，有光澤；牛奶中含有的維生素B_2，可以加速皮膚的新陳代謝；牛奶中的乳清對黑色素有很好的消除作用，可防治多種色素沉澱引起的斑痕。

③牛奶中的鈣最容易被人體吸收，而且磷、鉀、鎂等多種礦物搭配也十分合理，非常適合孕婦補充營養；處於絕經期前後的婦女，常喝牛奶可減緩骨質流失。

④牛奶及其乳製品乾酪中含有的CLA物質，能有效破壞人體內的自由基，自由基具有致癌作用，進而減少癌症的發生。牛奶中的鈣進入腸道後能有效破壞致癌物質，使其分解改變成非致癌物質後排出體外。含有的維生素A、維生素B_2、維生素D等能預防胃癌和結腸癌的發生。

⑤牛奶含有的可抑制神經興奮的成分，飲用後具有良好的鎮靜安神的功效。

最終裁決：牛奶營養豐富，是理想的天然食品，千萬不要因為一些爭議而輕易放棄喝牛奶。尤其是中年男性，如果每天能攝取兩杯牛奶，患前列腺的風險就會大大降低。

當然，喝牛奶就需要講究一些方法：新鮮的牛奶需要消毒後再飲用，消毒的溫度要求並不高，溫度在70℃時用3分鐘，60℃時只要6分鐘即可。如果煮沸，牛奶中含有的鈣會出現磷酸沉澱現象，進而使營養價值大大降低，還會使牛奶中的乳糖發生焦化，而焦糖可誘發癌症；牛奶不能用來服藥，為了不影響人體對藥物的吸收，建議在服藥前後各1～2小時內最好不要喝牛奶。另外，最好不要用優酪乳來餵養嬰幼兒，因為優酪乳會影響嬰兒的正常消化功能。

牛奶雖好，以上禁忌一定要記得：牛奶中不要放入橘汁和檸檬等飲料，這些飲料中所含果酸遇到牛奶中的蛋白質，會使蛋白質變性，降低自身的營養價值；喝牛奶的時候，不要食入橘子、巧克力、鈣粉、米湯等。

美麗拍檔：鮮奶與木瓜食用，美容養顏效果顯著。木瓜中含有一種酵素，有利於人體對食物消化和吸收，具有豐胸效果。牛奶中含有豐富蛋白質、維生素及鉀、鈣、鎂等礦物質，可使皮膚白皙、富有光澤。

選購訣竅：新鮮牛奶看上去呈乳白色或稍帶微黃色，有新鮮牛乳固有的香味，無異味，呈均勻的流體，無凝結，無沉澱，無異物，無雜質，無黏稠現象。

3 豆漿

豆漿的發明者相傳是1900年前的西漢淮南王劉安。劉安是孝子，其母患病期間，劉安每天用泡好的黃豆磨豆漿給母親喝，劉母的病很快就好了，從此豆漿就漸漸在民間流行開來。

豆漿是一種營養價值極高的日常營養飲品，其營養價值完全可以和牛奶相媲美，而養生保健價值更勝一籌，大豆皂甙、異黃酮、卵磷脂等特殊的保健因子價值很高，可以說，豆漿是「心血管保健液」，是21世紀「餐桌上的明星」。又是一種老少皆宜的營養食品，在歐美享有「植物奶」的美譽。「一杯鮮豆漿，天天保健康」的生活觀念為越來越多的人所接受。

爭議焦點　只喝豆漿不喝牛奶。

正方：

①鮮豆漿素有「綠色牛乳」之稱，蛋白質含量已超過牛奶的標準，並且豆漿中的蛋白為優質植物蛋白，豆漿還富含鈣、磷、鐵等礦物質，鐵的含量是牛奶的25倍。豆漿含有幾十種對人體有益的物質，比如不飽和脂肪酸、異黃酮、大豆皂甙、卵磷脂等，豆漿具有降低人體膽固醇，防止高血壓、冠心病、糖尿病等多種

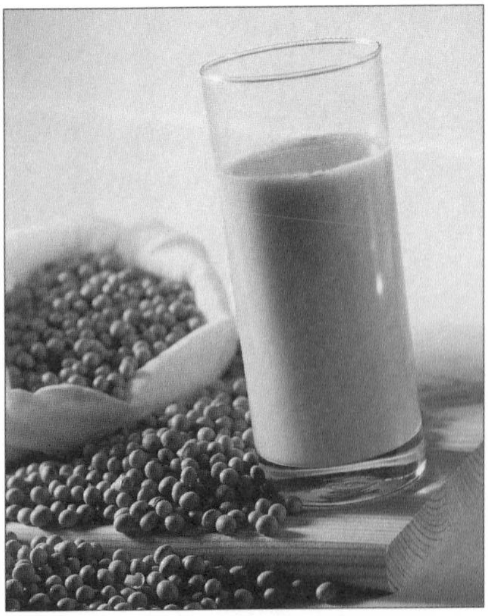

疾病的功效，還具有增強人體免疫力、延緩肌體衰老的作用。

②牛奶中含有乳糖，乳糖進入人體後要在乳糖酶的作用下才能分解被人體吸收，根據國人的身體特點測定，我國多數人缺乏乳糖酶，容易導致腹瀉。而豆漿中則不含膽固醇與乳糖，所以不存在腹瀉的擔憂。牛奶裡沒有抗癌物質，而豆漿裡含有5種抗癌物質，特別是異黃酮在治療乳腺癌、直腸癌、結腸癌方面效果很好。所以說，喝豆漿要比喝牛奶好，我們只要喝豆漿就夠了，牛奶可以不喝。

反方：做為「接近完美的食品」的牛奶，它所含的蛋白質屬於動物蛋白，比起豆漿中的植物蛋白，其消化性和吸收性可能更高，一定量的牛奶所具有的能量一般要比豆漿高。牛奶比豆漿含鈣量高。每100毫升牛奶含鈣100毫克左右，而豆漿中的鈣含量僅為牛奶的1／10。所以，牛奶還是要喝。

最終裁決：豆漿和牛奶做為兩種不可缺少的美好食品，並不衝突，既不要停喝牛奶而改喝豆漿，也不要停喝豆漿改喝牛奶。除了根據自己身體情況選擇適合自己的外，一般體質的人最好兩者都要喝。

豆類中含有一定量低聚糖，食用後會引起嗝氣、腸鳴、腹脹等症狀，所以有胃潰瘍患者最好少喝豆漿，急性胃炎和慢性淺表性胃炎患者不宜喝豆漿，以免因為刺激導致胃酸分泌過多加重病情。除了胃炎患者，腎功能衰竭的病人也需要低蛋白飲食，而豆類以及豆製品富含蛋白質，食入人體後的代謝產物會增加腎臟負擔，所以應禁食。腎結石患者也不宜飲用豆漿，因為豆類中的草酸鹽可與腎中的鈣結合，易形成結石，會加重腎結石的症狀。痛風患者也不宜飲用豆漿，因為黃豆中富含嘌呤，而嘌呤是一種親水物質，因此，黃豆磨成漿後，嘌呤含量比其他豆製品多出幾倍，飲用後對病情大大不利。

健康重點：中年男人喝牛奶有益於身體健康，能減少心血管疾病的發生。與中年男人不同的是，醫學家認為，中老年女子喝豆漿對身體健康更有好處，因為豆漿除富含女性健康美麗所需的抗氧化劑、礦物質和維生素以外，還含有牛奶中所沒有的植物雌激素——黃豆甙原，黃豆甙原具有調節女性內分泌系統的功能，抑制對雌激素具有依賴性的癌細胞和威脅其他女性生殖系統的癌細胞的生長和繁殖。醫學實驗已經證實，中老年女性每天喝500毫升豆漿，可以明顯改善心理狀態。所以，中老年女子則以喝豆漿為主，輔以少量牛奶，而中年男子每天最好以喝牛奶為主，輔以少量豆漿。

特別提醒：很多人喜歡買生豆漿回家自己加熱，但是一定要注意加熱時看到泡沫湧現時豆漿並沒有煮開，還要接著加熱5分鐘，在100℃的高溫下煮沸，才可安心飲用。不要把豆漿放在保溫瓶裡，這樣會使豆漿酸化變質。飲用豆漿不要超過500克，如果一次喝豆漿過多容易引起蛋白質消化不良，出現腹脹、腹瀉等不適症狀，同時吃些麵包、糕點、饅頭等澱粉類食品，不要空腹喝豆漿。

4 精米和糙米

我們處於一個追求精緻化的時代，食不厭精，餐桌上的米飯也越來越亮滑白膩，令人食慾大開。據科學研究分析，精米幾乎不含纖維素，吃進體內會很快被消化分解代謝，導致血糖很快升高又很快降低！有句話，有利於身體健康的飲食才是最健康的飲食。於是，食用糙米的提法走進了人們的生活，一部分人甚至遠離了精米只是食用糙米，這樣的做法到底對不對呢？

爭議焦點　食用精米和糙米哪個更健康？

正方：糙米質地緊密，煮起來比較費時，吃起來口感較粗，不如精米。精米是人們補充營養的基礎食物，營養功效顯著，所含大部分是澱粉，可以供給人體能量；並且容易蒸煮，不僅看起來雪白細膩，吃起來也比較柔軟爽口。精米的植酸大部分被去掉，對人體無機鹽的吸收很有利。所以，食用精米更健康。

反方：食用糙米才健康。

①糙米是指經過脫殼加工後仍保留著自身一些皮層、糊粉層和胚芽等外層組織的米，米中60%～70%的維生素、礦物質和大量氨基酸都聚積在外層組織中，糙米含有豐富的維生素B和維生素

E，這些營養成分存在於糙米的米糠和胚芽部分，能夠提高人體的免疫功能，促進身體血液循環，當心情不好時，食用後還能幫助人們消除沮喪煩躁的情緒，使人心情愉悅，充滿活力。

②糙米中鐵、鉀、鋅、鎂、錳等微量元素含量較高，有利於預防心血管疾病和貧血症；由於保留了大量膳食纖維，能促進膽固醇的排出，進而幫助高血脂症患者降低血脂，另外，膳食纖維能夠增殖腸道有益菌，使腸道蠕動加速，軟化糞便，能夠改善便秘。

③糙米具有連接和分解農藥等放射性物質的功效，進而有效的防止人體對有害物質的吸收，預防癌症。

④糙米有益於糖尿病、肥胖病患者。因為糙米中的碳水化合物被粗纖維組織所包裹，人體消化和吸收速度較慢，因而能很好地控血糖；同時，糙米中鋅、錳、鉻、釩等微量元素有利於提高胰島素的敏感性，對糖耐量受損的人很有幫助。有研究證實，糙米飯的血糖指數比白米飯低得多，飽足感更強，利於控制食量，進而達到減肥功效。

最終裁決：精米雖然食用方便，但是由於維生素B在精加工後被大部分去掉，長期食用精米易產生維生素B缺乏症，具體表現就是成人腳氣病、嬰兒腳氣病等，非常不利於身體健康，而糙米卻彌補了這些缺陷。但是長期吃糙米會使人體食入過多的纖維素和植酸，造成腸胃的蠕動減緩，阻礙人體對蛋白質的吸收，導致脂肪、蛋白質的利用率降低，影響人體正常的營養供應，特別對正在生長的青少年影響更為不利。加上糙米不容易煮熟，而且煮的時間久了還會導致營養成分流失，所以最好的食用方法是精米和糙米搭配食用，吃粗糧的時候要與葷菜搭配。

美麗拍檔：糙米與香蕉一起食用，清熱潤腸健脾，適用於痔瘡出血、便秘、發燒等症。

健康重點：當前，市場上已經出現了「胚芽糙米」——它是糙米發芽後的產品，維生素含量大大上升，膳食纖維增加15%，鈣、鋅、鎂、鐵等微量元素明顯增多，而且發芽過程中，糙米酶轉化產生的物質，對人體還具有保健作用，胚芽糙米的營養價值是一般精白米的20倍。有研究發現，吃胚芽糙米能預防老年癡呆。

選購訣竅：市場上出售的糙米有速食糙米和一般糙米兩種，速食糙米只需煮10分鐘就可以食用，而一般糙米則要30～45分鐘，但是一般糙米的味道更好，黏性更強。在選用一般糙米時，根據自己的食用需要決定所購買米的長度：中等長度用途做法廣泛，一般速食糙米經常是中等長度的糙米；短的多用於做布丁和餡；長的多用於做沙拉、肉飯。

5 糯米

在兒時的美好記憶中糯米首先是個甜蜜的湯圓，象徵著元宵佳節的甜蜜團圓。每當新年來臨的時候，家家戶戶都會蒸糯米飯、糯米年糕，正月十五還要煮湯圓！伴著漫天飛舞的煙火炮竹，享受著闔家團圓的幸福甜蜜，身心便沉醉在那膩膩的甜香裡。可是，當今很多人特別是老年人對這種吉祥美食卻敬而遠之。

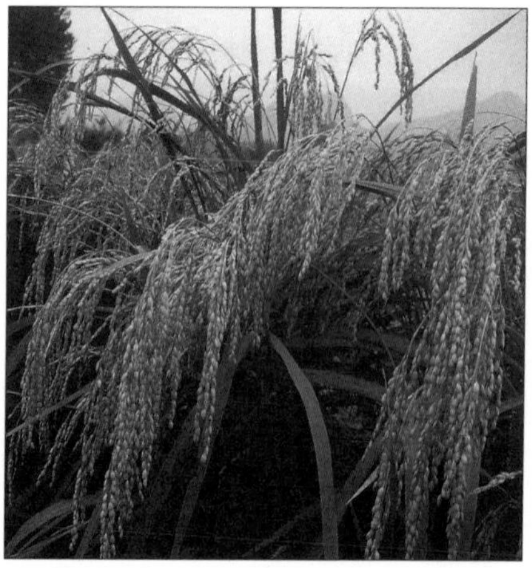

爭議焦點 **糯米。**

正方：現代科學研究顯示，糯米含有的澱粉為支鏈澱粉，在腸胃中非常難以消化水解。糖尿病、高血脂、肥胖症、腎臟病等慢性疾病患者食用糯米年糕後身體出現不適，甚至加重病情。所以，對於糯米還是遠離為好。

反方：糯米一定要吃。中國傳統醫學認為，糯米味甘、性溫，入脾、胃、肺經，具有補中益氣，健脾養胃，止虛汗之功效，被人們譽為「脾之果」。糯米中含有澱粉、蛋白質、脂肪、糖類、磷、鈣、鐵、維生素B_1、維生素B_2、煙酸等，營養豐富。糯米煮粥服食，不僅營養滋補，且極易消化與吸收，可以養胃氣。

最終裁決：

①糯米是一種溫和的滋補品，老年人和小孩適當食用，可以達到益氣健脾、強健骨骼的功效。若做糕餅，較難消化，嬰幼兒、老年人、病後消化力弱者忌食糯米糕餅，糖尿病患者少食或不食。如果煮粥食用則滋補效果顯著，既防病又強身，尤其利於脾胃。所以，對於糯米，老人和小孩只要食用適量，就利於身體健康，沒有必要完全拒絕。

②糯米年糕無論甜鹹，其碳水化合物和鈉的含量都很高，凡痰火偏盛濕熱之人忌食；凡發燒、黃疸、咳嗽痰黃、腹脹之人禁食；對於有糖尿病、體重過重或其他慢性病如腎臟病、高血脂的人要適可而止。老年人、小孩也不要食用過多，病人食用最好事先諮詢醫療人員。便秘患者也不適合吃糯米。

美麗拍檔：用糯米和百合煮粥，放些蓮子，煮熟食用的時候可以放些白糖或蜂蜜，可為身體虛弱、少氣乏力者補充營養，改善頭暈目眩、臉色萎黃症狀。

健康重點：做為高熱量、高糖食物的糯米食品——元宵，最好現做現吃，一次不能吃得太多，稍大的湯圓，一次吃5個為宜；小一點的最好也不超過10個，孩子酌減，特殊人群和某些慢性病人要注意減量或忌口。

選購訣竅：糯米應挑選存放了三、四個月的，因為新鮮糯米不太容易煮爛，也不容易吸收佐料的香味；顏色以乳白色和蠟白色不透明為佳。

6 豬肉

我們每個人對豬肉都不陌生，無論是燉食、炒食還是做成包子、餃子都是令人難忘的美味。豬肉是人類攝取動物類脂肪和蛋白質的主要來源，是餐桌上重要的動物性食品之一。豬肉豐富的營養不但強健我們的身體，而且豐富了我們的味蕾。對於豬肉的選擇隨著時代的發展人們在不斷改變著，從買肉專買肥肉到今天買肉專買去皮去膘的精肉，代表著人們飲食觀念的不斷發展，但是究竟哪種選擇才是科學的呢？

爭議焦點　肥肉。

正方：食用肥肉導致體內血液膽固醇過高，引起動脈硬化，發生高血壓、冠心病、肥胖症等。因此，對於肥肉應該禁食。

反方：肥肉中含動物脂肪，其產生的熱量比蛋白質和碳水化合物都要高。我國的膳食結構是以穀類食物為主，以動物性食物為輔。由於這種膳食結構提供的熱量不高，攝取一些肥肉，可滿足人體對熱量的需要。從營養上來說，適當吃些肥肉不僅對身體無害，而且還有益於人體的健康。特別是老年人常吃燉得熟透了的肥肉（燉兩小時左右），還可以降血脂、降血壓、降膽固醇，延年益壽並且益智美容。

最終裁決： 肥肉能提供人體細胞必需的成分——磷脂與膽固醇，以提高血液中「噬異變細胞白血球」的抗癌和殺死細胞的功能，而且動物脂肪中的「脂肪蛋白」具有抗血管硬化功能。豬肉富含蛋白質、脂肪，鉻、銅、鈷、錳、鋅、硒、矽、氟等多種微量元素含量豐富，還含有脂溶性維生素A、維生素D、維生素E、維生素K，適合陰虛體質，陰液不足，熱病傷津，大病乾燥等，適合少年兒童及皮膚枯燥者，糖尿病、乾燥綜合症、更年期綜合症等中醫所屬陰虛火旺者皆宜食用。但是，肥肉吃得過多，會誘發大腸癌，導致心血管疾病。所以，對肥肉的攝取不宜過高，一般成年人為每日50克左右比較安全。

美麗拍檔： 研究發現，皮膚中含有一種「透明質酸酶」，這種酶可保留水分，吸存微量元素及各種營養物質，使皮膚保持細嫩滑潤。而肥肉中特有的一種膽固醇與此種酶的形成有關。食入肥肉，最好一份植物油加0.7份動物油，這樣食用既保健康，又能達到延年益壽的功效。

健康重點： 從肉的烹調方式上來說，最健康的烹調方法是「燉」，燉肉鮮嫩，營養豐富，不上火。實驗顯示，長時間燉肉可減少30%～50%的膽固醇。從肉的選擇上來說，多吃禽肉，少吃畜肉，禽肉脂肪少，營養價值要比畜肉高得多；多吃骨頭少吃肉，這是既能滿足口腹之慾，又能免除後顧之憂的絕妙辦法。

選購訣竅： 好的豬肉應是表面不發黏，肌肉細密而有彈性，顏色自然鮮紅，用手指壓後不留指印，並有一股清淡的自然肉香味。

7 螃蟹

螃蟹，橙紅色的卵塊，白璧似的脂膏，軟玉般的蟹肉。食蟹在我國歷史悠久，中國歷史上有不少啖蟹名家。如明朝文學家張岱就是位食蟹名家，他與他的文友，每年一到十月便立蟹會，相約在午後會齊，煮蟹食之，每人六隻，並在《陶庵夢憶》中專門寫了一篇〈蟹會〉。清朝戲曲理論家李漁，嗜食螃蟹，人稱「蟹仙」。每年，當螃蟹未出時，李漁就將錢儲存起來，等待螃蟹上市。家人見了，都笑他「以蟹為命」，李漁也自稱購蟹之錢為「買命錢」。可見，持蟹鬥酒，此乃國人人生之一大飲食樂事。

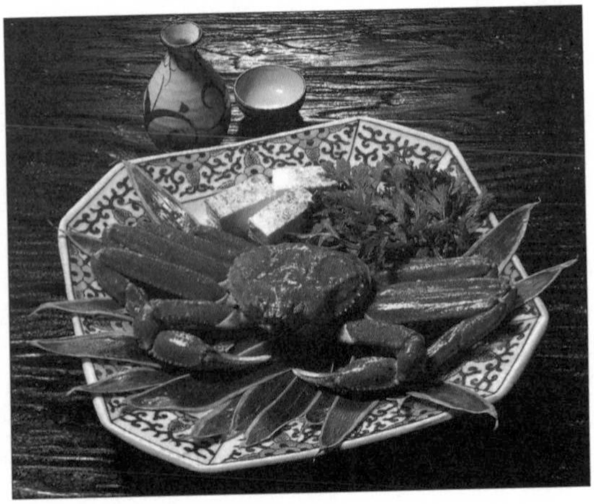

爭議焦點 螃蟹。

正方：民間有句話：「生吃螃蟹活吃蝦。」為了達到最佳的營養效果，生吃螃蟹或者吃沒有熟透的蟹肉最佳。

反方：在螃蟹的身上有寄生的肺吸蟲囊蚴，是肺吸蟲病的傳播者。生吃時肺吸蟲囊蚴進入胃中，在人體內發育成肺吸蟲。最後定居在腹腔、胸腔、肝臟、腎臟並侵害肺部，破壞組織細胞，引起低燒咳嗽、胸痛等。如果侵入腦部，則會出現頭痛、發燒、嘔吐乃至癱瘓、失明等。所以，切記吃螃蟹的時候一定蒸熟或者煮熟並趁熱吃，未蒸熟的螃蟹因為以上病菌沒有被殺死，同樣也不要吃。

最終裁決：螃蟹的體表、鰓及腸胃道中布滿了各類細菌和污泥。食蟹要蒸熟煮透，一般開鍋後再加熱30分鐘以上才能達到消毒作用。螃蟹宜現煮現吃。萬一吃不完，剩下的一定要保存在乾淨、陰涼通風的地方（最好是冰箱中），存放的熟螃蟹極易被細菌污染，吃時必須回鍋再煮熟蒸透。

健康重點：蟹肉雖然美味但是性寒，不宜多食。脾胃虛寒者尤應注意，以免腹痛、腹瀉。一般吃蟹一至兩隻即可，餐前準備一碟陳醋伴薑絲蘸點蟹肉、蟹黃；吃完蟹後最好喝上一杯薑茶祛寒。因為螃蟹有活血祛瘀的功效，螃蟹的爪子有明顯的墮胎作用，早期妊娠者食用後有出血、流產之弊，雖然科學依據還不是很強，從螃蟹的高膽固醇含量來說孕婦還是少吃為宜。螃蟹不可與柿子同食，兩者相配立即食物中毒，其他同樣有類似反應的還包括：梨、花生仁、香瓜、冰水、冷飲、茶等。

選購訣竅：螃蟹要買活的，死蟹體內的細菌迅速繁殖、擴散到蟹肉中，分解蟹肉中的氨基酸，產生大量有害物質，食用死蟹可能誘發嘔吐、腹痛、腹瀉。除此之外，垂死的蟹也不宜購買。

8 蝦

蝦含有豐富的蛋白質，營養價值很高，其肉質和魚一樣鬆軟，易消化，但又無腥味和骨刺，同時含有豐富的礦物質（如鈣、磷、鐵等），海蝦還富含碘質，對人類的健康極有裨益。

爭議焦點 蝦。

正方：很多喜歡吃蝦的人不是炸蝦就是油燜大蝦，其實這種吃法不新鮮。民間有個說法：「生吃螃蟹活吃蝦。」蝦是一種營養豐富的水產品，把蹦蹦跳跳的活蝦放在酒中蘸一下「醉吃」，這樣比較新鮮。

反方：蝦體上會沾有肝吸蟲病的囊蚴，生食後進入人體內，經胃、腸消化液的作用，囊蚴外壁被消化，幼蟲經由總膽管、膽管而進入肝膽管寄生。約一個月後發育成蟲，即可開始排卵，引起肝吸蟲

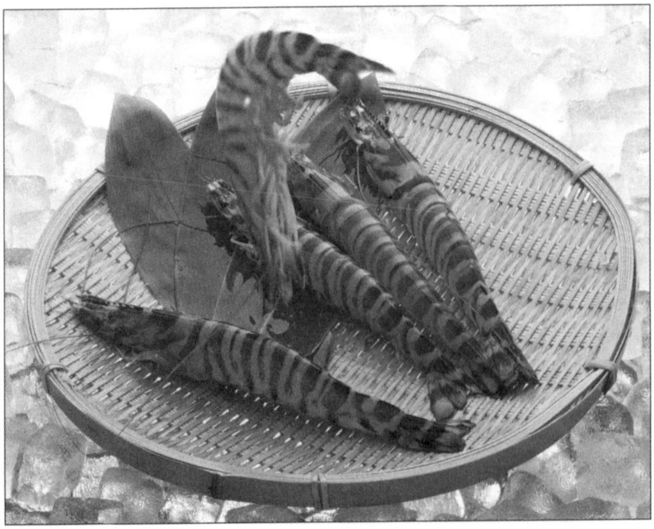

病。肝吸蟲壽命可達10至35年。有人吃了「醉蝦」後，經常有急性感染症狀出現，高燒寒顫、肝區疼痛、黃疸，血中嗜酸性顆粒細胞明顯升高，大便可查到蟲卵，嚴重者出現上腹飽脹、食慾不振等症狀，還可能因肝功能衰竭而死亡。因此，生蝦適宜煮熟後食用。

最終裁決：蝦還是要煮熟後吃。

健康重點：蝦忌與某些水果同吃。蝦含有比較豐富的蛋白質和鈣等營養物質。如果把牠們與含有鞣酸的水果，如葡萄、石榴、山楂、柿子等同食，不僅會降低蛋白質的營養價值，而且鞣酸和鈣離子結合形成不溶性結合物刺激腸胃，引起人體不適，出現嘔吐、頭暈、噁心和腹痛、腹瀉等症狀。海鮮與這些水果同吃至少應間隔2小時。

選購訣竅：買蝦的時候，要挑選蝦體完整、甲殼密集、外殼清晰鮮明、肌肉緊實、身體有彈性，並且體表乾燥潔淨的。至於肉質疏鬆、顏色泛紅、聞之有腥味的，則是不夠新鮮的蝦，不宜食用。一般來說，頭部與身體連接緊密的，就比較新鮮。

9 甲魚

甲魚自古以來就被人們視為滋補的上好營養保健品，有「鱉可補癆傷，壯陽氣，大補陰之不足」的功效。甲魚渾身都是寶，頭、甲、骨、肉、卵、膽、脂肪均可入藥，其營養價值更是受到世人公認，堪稱水產品之珍品，成為高檔酒宴首選之佳餚。

爭議焦點 **甲魚。**

正方： 購買甲魚的時候應該選擇幼小的，其營養價值要比成熟甲魚高。

反方： 幼甲魚腸胃裡常有大量的致病菌和有毒物質，活宰現煮，把腸胃丟掉則安全無恙。而一旦死後，其腸胃內的病菌就會迅速繁殖並擴散到全身。此時，人吃了就會致病。幼甲魚煮熟後雖然可以殺死細菌，但不能完全破壞已產生的毒素，仍然不能食用。

最終裁決： 幼甲魚不像蝦、蟹，幼小時候有鮮美滋味可做鮮味原料，而且幼甲魚也沒有營養功效，含有治病毒素。所以，選購甲魚的時候要選健康的成年甲魚。

特別提醒：甲魚適宜體質衰弱，肝腎陰虛，營養不良的人食用，但多食敗胃傷中，致使消化不良，所以食慾不振、消化功能減退、脾胃虛弱、產後虛寒之人忌食；患有慢性腸炎、慢性痢疾、慢性腹瀉便溏之人忌食；肝炎病人禁食甲魚，因為甲魚蛋白質豐富會加重肝臟負擔，甚至會使病情迅速惡化，誘發肝昏迷，甚至死亡；孕婦勿食，吃了會影響胎兒健康。

選購訣竅：甲魚選購前首先要清楚成年甲魚一般重在500克以上，頭圓錐形，尾短小，呈三角形。其次就是看甲魚是否新鮮。最簡單的方法是把甲魚仰翻在地，翻轉快、逃跑迅速、行動靈活的為優等甲魚；翻轉緩慢、行動遲鈍的為劣等甲魚；通常使用的方法是看甲魚的各個部位是否完整，有無傷病，肌肉是否肥厚，腹甲有無光澤，背胛肋骨模糊，裙厚而上翹，四腳粗而有勁的為優等甲魚；反之，為劣等甲魚；還可以用手抓住甲魚的反腳腋窩處時動作敏捷、四腳亂蹬、兇猛有力的為優等甲魚；如動作笨拙、四腳微動甚至不動的為劣等甲魚。

10 水

民以食為天，食以飲為先。水是生命的源泉，與生命息息相關，是人類賴以生存的重要條件，人對水的需要僅次於氧氣，一旦沒有水，人體的生理機能只能維持幾天。當今，飲料的種類與功用越來越豐富，很多人在喝水還是喝飲料之間猶豫不決。營養學家指出，任何含糖飲料或者機能型飲料都不如白開水對人體健康有益。一般可供飲用的水有白開水、天然水、自來水、礦泉水、純淨水……至於水的飲用量為多少最合適，眾說紛紜。

爭議焦點　多喝水還是少喝水？

正方：生活中，沒有哪種營養物質能像水那樣廣泛地參與人體功能。人體的每一個器官水含量都十分豐富，血液和腎臟中的水約占83%、心臟約80%、肌肉約76%、腦約75%，肝臟約68%、骨頭約

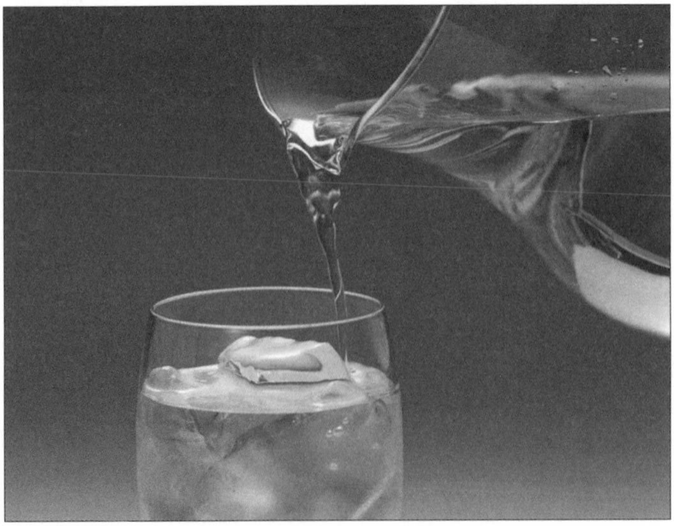

22％。無論是營養元素的消化、吸收、運輸和代謝，還是廢物的排出，或是生理功能和體溫的調節等，都離不開水。每個人的生命都是由細胞組成，細胞必須「浸泡於水」才得以存活。所以，水對人體非常重要，我們每個人都要盡可能地多喝水。

反方：喝水不當會「中毒」，如果水攝取量超過人體腎臟排出能力，就會因為體內水分過多而引起水中毒。水中毒時，可因腦組織水腫、腦細胞腫脹、顱內壓增高而引起噁心、嘔吐、頭痛、記憶力減退，嚴重者會發生漸進性精神遲鈍、恍惚、驚厥、昏迷等，嚴重者還會引起死亡。

最終裁決：

①人每天喝水量要與體內的水分消耗量相平衡。人體一天共消耗水分大約是2500毫升左右，而人體每天能從食物中和體內新陳代謝中補充的水分只有1000毫升左右，因此正常人每天至少需要喝1500毫升水，大約8杯左右。健康的肌體必須保持水分的平衡，人在一天中應該飲用7～8杯水。

②喝水不能在口渴時才喝，喝水也不要太快、太急，尤其是腸胃虛弱的人，喝水更應該一口一口慢慢喝。喝水應在兩頓飯期間適量飲水，最好隔一個小時喝一杯。另外，還可以根據自己尿液顏色來判斷是否需要喝水，一般來説，人的尿液為淡黃色，如果顏色太淺，則可能是水喝得過多，如果顏色偏深，則表示需要多補充一些水。

③科學的喝水方法還表現在不同時刻的喝水量上，一般來說睡前少喝、睡後多喝。因為睡前喝太多的水，不僅會造成眼皮浮腫，還會因為半夜跑廁所導致睡眠品質不高。而與此相反的是清晨多喝水就非常有必要了，因為經過一個晚上的睡眠，人體水分流失，早上起床後空腹喝水有益於血液循環，同時還能促進大腦清醒，使思維清晰敏捷一整天。

健康重點：在前蘇聯南部的高加索長壽村是世界上唯一沒有發生過癌症的地方，連成人一般疾病的發病率都極低。科學家研究得出結論：長壽村的人由於經常飲用的是弱鹼性小分子水，日常生活中就會排泄清潔的糞便，結果就容易獲得健康與長壽。

特別提醒：喝生水害處很多，自來水中的氯可以和沒燒開的水中的殘留物質相互作用，導致膀胱癌、直腸癌的機會增加。煮開並沸騰３分鐘的開水，可以使水中的氯氣及一些有害物質被蒸發掉，同時又能保持水中所需的營養物質。

11 啤酒

追溯中國的啤酒製造業，可謂源遠流長。在古代就有類似於啤酒的酒精飲料，古人稱之為醴。大約在漢代後，黃酒淘汰了醴。國外的啤酒生產技術引入中國，始於清朝末期。如今，啤酒做為當今在世界各國銷量最大的低酒精度的飲料，種類已經很多，無論哪種啤酒都深得各國人們的喜歡。

爭議焦點 夏季是否適宜大量飲用啤酒？

正方：啤酒的釀造原料是發芽大麥，做為酒類飲料，啤酒含酒精度最低，營養價值高，主要成分有水分、碳水化合物、蛋白質、二氧化碳、維生素及鈣、磷等物質。啤酒富含營養，容易被人體吸收，具有利尿、健脾開胃、促進胃液分泌等功

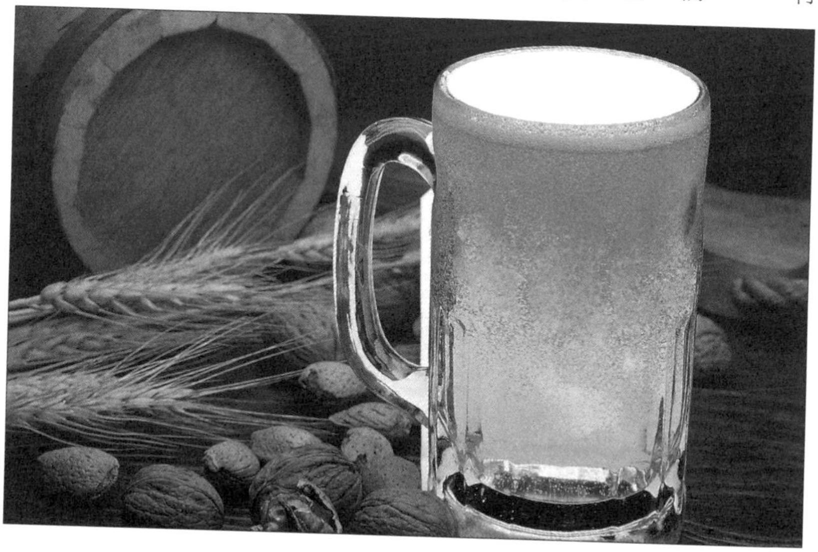

效，在促進食慾的同時還幫助消化。有研究顯示飲用啤酒可以提高肝臟解毒功能，對冠心病、高血壓、糖尿病病人的血脈不暢、便秘均有一定療效。

所以，炎炎夏日，人們為了消暑、解渴、增進食慾，可以選擇以啤酒代替喝水。

反方：

①在夏天大量喝啤酒，雖然帶來了身體的舒適，但是從保健學來說，這是極不科學的，因為喝啤酒後，啤酒所含水分會被大量排出，尿酸濃度增高，容易得結石。夏季啤酒的大量飲用容易使胃黏膜受到損壞，造成胃炎和消化性潰瘍，如果出現上腹不適、食慾不振、腹脹和泛酸等症狀就可能與大量飲用啤酒有關。

②對慢性胃炎患者來說，大量飲用啤酒可抑制或減少胃黏膜合成前列腺素E，胃黏膜必然受到損害，人體就會感覺到腹脹、胃部燒灼感、噯氣、食慾減退等。

③夏天大量喝啤酒還會促使胰腺分泌旺盛，容易導致死亡率極高的急性胰腺炎，一旦發病，死亡率高達約30%～50%；一次性大量飲用會導致酒精肝，不加節制有可能繼而轉為肝硬化和肝癌；當糖尿病患者服用磺醯脲類降糖藥或注射胰島素時，如果飲用啤酒，可能會出現低血糖反應；心臟受到酒精的持續損害，會引起心臟肥厚，誘發心力衰竭，所以，患有心力衰竭症狀的病人更要慎飲啤酒。

最終裁決：啤酒雖好，但是不能大量飲用。大量飲用會導致肥胖症，並對肝臟、生育帶來隱患，甚至會致癌。

健康重點：素有「液體麵包」之稱的啤酒是由發酵的穀物製成的，含有豐富的維生素B群和對身體有益的營養素，並具有一定的熱量。啤酒中含有大量的矽，人體骨質密度和矽的攝取量有密切的關係，經常飲用啤酒有助於保持人體骨骼強健。對男性以及年輕女性來說，經常飲用啤酒，還可以減少老年時患骨質疏鬆症的機率。

特別提醒：痛風患者在夏季夜市大排檔應該注意節制飲食，因為夜市的小攤上燒烤、海鮮、啤酒都是高嘌呤食物，而且啤酒內含有的核酸也是最終分解成尿酸，喝啤酒吃燒烤雖然吃的時候很過癮，但是使得患痛風的風險大大增加。原因在於，海鮮、動物內臟以及大部分肉類、啤酒都屬於高嘌呤食物，而痛風為一種急性關節炎，發病原因就是嘌呤代謝異常導致高尿酸。

12 咖啡

咖啡是繼茶之後，在全世界一種流行的飲料。最先對咖啡進行焙炒、加工的是阿拉伯人，最初只做為藥物使用，約1個世紀後，咖啡才逐漸成為一種飲料。由於宗教限制，這種被稱為「阿拉伯酒」的飲料剛剛被介紹到歐洲時，並沒有受到歡迎，直到教宗克雷蒙八世撤銷了禁止基督徒飲用咖啡的禁令後，咖啡才逐漸風靡歐洲。如今，咖啡風靡世界，成為人們的提神佳品；溫馨甜蜜的咖啡屋更是遍地開花，成為情侶們酷愛的理想之地。

爭議焦點　用咖啡來提神好不好？

正方：有資料顯示，含有近900種不同的香味物質的咖啡飲用後可明顯增加大腦下視丘的血流量，這一部位正是控制右腦的快感區域，因而咖啡的香味有提高人體愉悅感的功能。此外，這些芳香物質還具有使腦電波的振幅變大，足以證明咖啡香味具有集中注意力、提高工作效率的功用！

反方：神經處於緊張狀態時喝咖啡可能添亂，雖然咖啡因有助於提高警覺性、靈敏性、記憶力及集中力，但是如果飲用量超過比平常所習慣飲用量的咖啡後，就會產生類似食用相同劑量的興奮劑的狀況，會造成神經過敏。對患有焦慮失調的人而言，咖啡因會導致手心冒汗、心悸、耳鳴這些症狀加劇。所以，咖啡還是少飲或者不飲為好。

最終裁決：咖啡因是一種中樞神經系統興奮劑，攝取後會感到警覺、注意力集中。實驗顯示，一般人一天煮泡三杯咖啡食入的咖啡因，對一個人的機警和情緒會帶來良好的影響。但長期攝取過量，則會引起失眠、頭痛、神經質、肌肉抽搐等可能的中毒症狀。

營養功效：

①對愛美的女士來說，咖啡對皮膚有益處。使用咖啡粉洗澡堪稱一種溫熱療法，具有減肥的作用，同時咖啡可以促進代謝機能，活絡消化器官，能夠在一定程度上改善便秘。

②酒醉是一件煩惱的事，但是酒後喝咖啡，將使由酒精轉變而來的乙醛快速氧化，並分解成水和二氧化碳而排出體外。

③當前，放射線傷害尤其是電器的輻射已成為對人們生存環境較突出的一種污染，對經常工作在電器旁的人來說，常喝咖啡可防止放射線傷害。同時還能達到消除疲勞的作用。

④咖啡的保健醫療功能很不錯。咖啡具有抗氧化及護心的作用，還能強筋骨、利腰膝、利竅除濕、活血化淤、息風止痙。如果一日喝三杯咖啡就可以預防膽結石，能刺激膽囊收縮，減少膽汁內的膽固醇，以免形成膽結石。

13 蜂蜜

蜂蜜中含有許多微量元素和各種維生素，無論是營養價值還是藥用價值都很高。蜂蜜是蜜蜂從開花植物的花中採得的花蜜在蜂巢中釀製的，很多人覺得新鮮蜂蜜才是最醇最環保的上品。其實不然，新鮮蜂蜜中難免會夾雜著有毒花粉的成分，而我們從市場購買的蜂蜜則是經過加工、加溫、處理過的，較為安全。

爭議焦點 **食用蜂蜜的群體。**

正方：蜂蜜有「老人的牛奶」之稱，是一種天然食品，味道甜蜜，含有單糖不需要消化就可以被人體吸收，保健效果好，婦女、小孩、老人皆可食用。

反方：嬰兒不適宜食用蜂蜜，容易因為腸胃稚嫩發生蜂蜜中毒，蜂蜜糖分高、熱量高，雖然不會像食糖

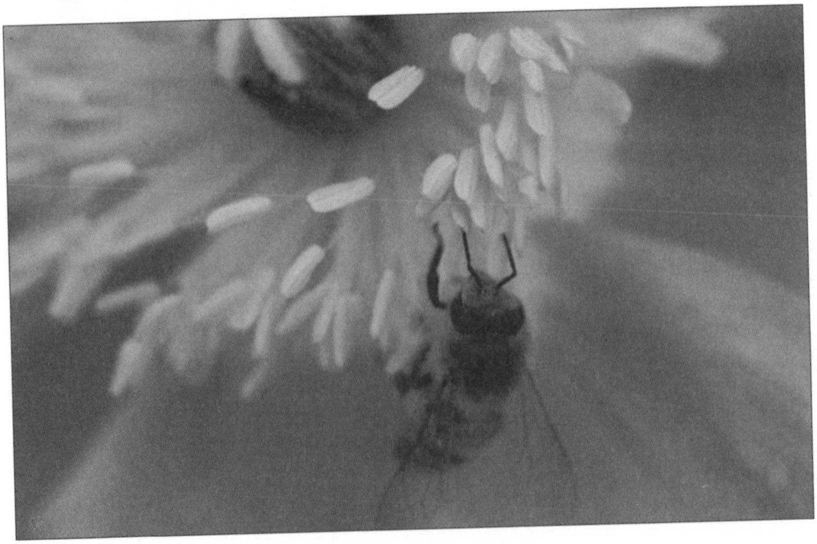

那樣使人發胖，但婦女或老人中肥胖患者、高血脂患者還是慎食為妙，糖尿病患者不宜食用。

最終裁決：蜂蜜在強身健體、減肥、美容等方面效果顯著，但是嬰兒、糖尿病患者不宜。肥胖人群如果一味飲食蜂蜜，可導致痛風高發。

營養功效：

①蜂蜜能夠改善血液的成分，促進心血管的功能，因此經常食用對於心血管疾病人有很大的好處；蜂蜜對肝臟有保護作用，能促使肝細胞再生，可抑制脂肪肝的形成。

②蜂蜜食用後能迅速補充體力，快速消除疲勞，增強人體對疾病的抵抗力；蜂蜜還有極佳的殺菌作用，能殺滅口腔內的細菌和病毒。

健康重點：蜂蜜含有葡萄糖、果糖、各種維生素、礦物質、氨基酸。專家認為蜂蜜比蔗糖更容易被人體吸收，原因在於蜂蜜是由單糖類的葡萄糖、果糖構成，可以被人體直接吸收，而不需要透過酶的分解。

特別提醒：在食用蜂蜜的時候，宜用溫開水沖服比較好，如果用沸水沖或者煎煮會破壞蜂蜜的營養成分；儲存蜂蜜的時候，應避免盛放在金屬器皿中，避免增加蜂蜜中重金屬的含量。

選購訣竅：選購蜂蜜的時候，可以透過看色澤、聞氣味、嚐味道、試手感的方法進行。顏色以色淺、光亮透明、黏稠適度的為優質蜜；顏色呈暗褐或黑紅，光澤暗淡，蜜液渾濁的為劣質品。

純正的蜂蜜，應具有醇厚的天然花蜜的香味；如有異雜氣味，就可能是摻偽之品。品嚐的時候，清爽、細膩、味甜、喉感清潤，餘味輕悠者為優質蜜。取少量蜂蜜放在潔淨乾燥的手心上，用手指輕輕搓撚，一般情況下，純正的蜂蜜結晶或凝固結晶都比較黏稠細膩，用手指搓撚後沒有粗糙感。

14 番茄

關於番茄還有個美麗的傳說，番茄原名「狼桃」，生長在南美洲秘魯國家森林裡的一種野生植物，當地傳說狼桃有毒，雖然它成熟時鮮紅欲滴，十分美麗誘人。但還是沒有人敢吃上一口。到了十六世紀，英國有位名叫俄羅達拉的公爵在南美洲旅遊，將它帶回英國，做為愛情的禮物獻給了情人伊莉莎白女王以表達愛意，從此，「愛情果」、「情人果」之名就廣為流傳了。到了十七世紀，有一位法國畫家曾多次描繪番茄，實在抵擋不住它的誘惑，他冒著生命危險吃了一個，覺得甜甜的、酸酸的、酸中又有甜。然後，他躺到床上等著死神的光臨，可是他居然沒死！於是他把「番茄無毒可以吃」的消息告訴了朋友們，並迅速傳遍了世界。從那以後，番茄真正成為了人們餐桌上的食品。當番茄以它豐富的營養被人們所青睞時，爭議卻開始了。

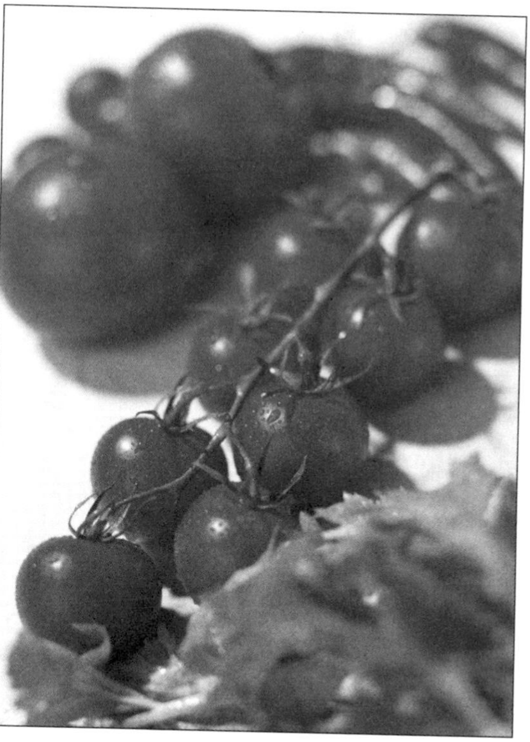

爭議焦點　番茄能否生吃？

正方：在番茄的營養構成中，含有尼古丁。生吃番茄等於抽菸，會致癌。所以，不要生吃番茄。

反方：番茄中尼古丁含量極低，每1千克番茄僅含尼古丁2～7微克，而且隨著番茄果實的逐漸成熟，番茄中尼古丁含量還會急劇下降。即使吃1000千克的鮮番茄也只相當於抽1根菸的尼古丁含量。對正常的人體來說，每天還需要微量的尼古丁，如果透過日常食用蔬菜來補充的話，番茄是不錯的選擇，因此，對喜歡吃番茄的人來說，不用擔心尼古丁對自己的傷害，完全可以放心大膽地食用。

最終裁決：

①人們喜歡食用番茄是有一定的道理的，因為番茄不僅含有豐富的維生素、礦物質，還含有特有的番茄紅素，具有消滅細菌，增加食慾，並能抑制某些癌症的發病率的功效。至於人們對於番茄含有尼古丁的憂慮，因為不能對人體構成傷害，所以可以大膽食用。

②番茄雖然可以生吃，也可以熟食。但是吃起來還是有一定的講究，為了補充維生素C，應當生吃，以免加熱烹調使維生素遭到破壞；但是如果為了補充番茄紅素，則應當選擇加熱熟食，天然番茄的番茄紅素的化學結構式是反式結構，而人體記憶體在的番茄紅素多為吸式結構，為了

提高番茄紅素的利用率，烹調加熱是不錯的方法，生番茄中的番茄紅素發生轉化後，其番茄紅素的釋放量能增加5倍。

美麗拍檔：山藥和番茄搭配炒食，口感極好而且健脾開胃，可以利尿，減少水腫，達到減肥瘦身、延緩衰老的功效。

健康重點：番茄中所富含的番茄紅素是一種強力抗氧化劑，比其他類胡蘿蔔素具有更優越的抗氧化性能，能快速淬滅單線態氧和清除自由基，防止細胞氧化及氧化所致的某些慢性疾病及癌症，透過消滅身體細胞的衰老因子和致病因子，有效預防前列腺癌的發生。

選購訣竅：番茄一般有兩大類。一類是大紅番茄，糖、酸含量高，味也濃；另一類粉紅番茄，糖、酸含量低，味也淡。如果要生吃，應當買粉紅的富有光澤的那種，這種番茄酸味淡；要熟食，就應買大紅番茄。無論怎麼吃都不要買軟爛的。另外，青番茄以及青色果蒂的番茄不要選購，因為這種番茄含有的番茄素有毒性且營養價值低。

15 芹菜

休閒的時光，相約去買菜的女人們，坐在一起一邊聊天一邊選菜。隨著手部的流利動作每種菜怎麼吃也傳遞給自己的同伴：鯽魚清燉，雞肉燉蘑菇，茄子自然就是紅燒了。至於芹菜，她們說古往今來很多人都喜歡吃，相傳唐朝的宰相魏徵，大詩人杜甫都喜歡吃芹菜。談到自己怎麼做，當然是用肉炒，老公愛吃能助性。

爭議焦點　芹菜能否助「性」？

正方：日常生活中如果經常吃芹菜會抑制睾丸酮的生成，有殺精作用，進而減少精子數量。有實驗發現，當健康良好、有生育能力的年輕男性連續多日食用芹菜後，精子數量會明顯減少甚至

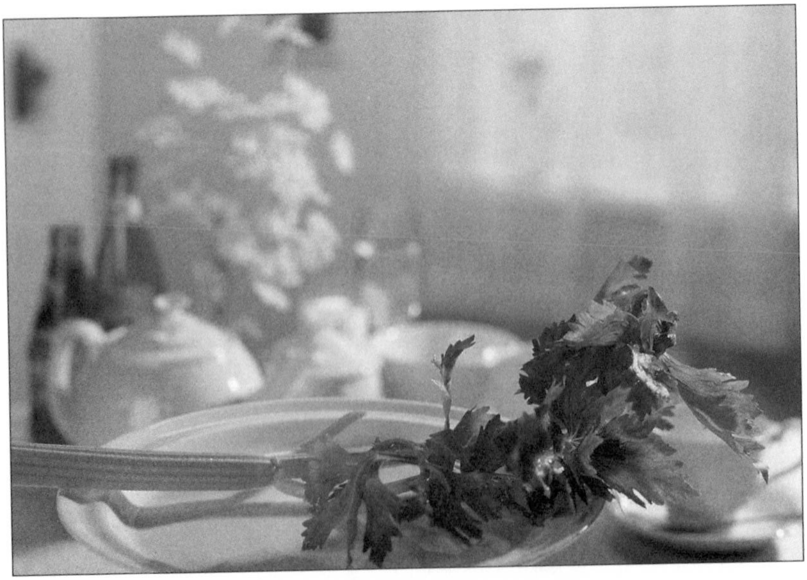

到難以受孕的程度。所以，處於生育期的男性不要吃芹菜。

反方：芹菜能「助性」，可以提高男性性功能，男性可以經常食用。

最終裁決：芹菜具有一種特殊的芳香氣味，葉、莖含有揮發性物質，能增強人的食慾。日常生活經常吃些芹菜，可以中和尿酸及體內的酸性物質，在預防痛風的發生有不錯的效果。所以，芹菜不能不吃。常吃芹菜，能減少男性精子的數量，青年男子要結合自身情況，特別是正在計畫生育寶寶的男子還是少吃為宜。

營養功效：

①芹菜屬於高纖維蔬菜，含有的大量粗纖維，進入人體後可刺激腸胃蠕動，促進排便，透過減少致癌物與結腸黏膜的接觸進而達到預防結腸癌的目的；芹菜對於原發性高血壓、妊娠性高血壓及更年期高血壓均有效，原因在於芹菜含有酸性降壓成分。從芹菜子中分離出的一種鹼性成分，對人體有安定、鎮靜的作用，有利於安定情緒，消除煩躁。

②芹菜適宜缺鐵性貧血患者食用，原因在於芹菜含鐵量較高，能補充婦女經期流失的血液，如果經常食用能使目光有神，頭髮黑亮。

健康重點：芹菜葉營養豐富，吃芹菜時不要只吃莖不吃葉。芹菜葉中有多項指標超過了莖，胡羅蔔素、維生素B_1、維生素C含量都很高，而且對癌症有一定的抑制作用。

美麗拍檔：芹菜宜與核桃一起食用。芹菜含有豐富的維生素C、鐵及植物纖維素，有潤髮、明目、養血的作用；核桃含有胡蘿蔔素、維生素B群、維生素E。兩者搭配食用可養顏抗衰老。

選購訣竅：新鮮、乾淨、鬆脆，長短適中、肉厚質密並且菜心結構完好，分枝脆嫩，輕輕用力就能折斷的芹菜品質上乘。如果芹菜葉柄軟化，看上去萎蔫不脆和多髓纖維素太多，小而硬的分枝往往多筋或木質化。另外還要注意芹菜是否有「黑心」現象，這種「黑心」是一些小的嫩枝和新葉由於受到害蟲損害，受污染出現黑色或棕色。

16 韭菜

韭菜，古稱起陽草，又名長生韭，除了營養豐富、味道鮮美，吸引人們的還有就是籠罩在它身上的詩意光芒：「夜雨剪春韭，新炊間黃粱」，雖然很多生活在城市裡的人們很難體會到那唯美的意境和收穫、成長的欣喜，可是享受著韭菜做成的美味的時候，還是由衷地感謝種植美好蔬菜的農人。

爭議焦點 韭菜該怎樣吃？

正方：當今人們的飲食是越來越精緻化，很多人在日常生活中又疏於運動，患有肥胖、便秘的人越來越多。於是，很多人有意識地調整膳食結構，以便攝取更多的膳食纖維。韭菜因為含有較多的膳食纖維，能夠促進腸胃道蠕動，明顯預防並改善習慣性便秘，預防腸癌，於是就成了肥胖患者和便秘患者的新寵，而且韭菜又有「起陽草」之稱，對男性還有壯陽的作用，多吃韭菜更健康。

反方：韭菜不能一次性多吃，原因是韭菜粗纖維含量多，而人體不能將粗纖維消化與吸收，所以含粗纖維越多越難消化，胃消化不良者對它的消化能力會更差，再加上揮發油的刺激作用，會使胃部食後產生強烈不適。

最終裁決：韭菜雖然利於便秘和肥胖症患者，但是多食傷害胃，引起消化不良，所以韭菜不能多食。

健康重點：韭菜生長週期短，農藥來不及分解，就已經上市。要除去附著在葉類蔬菜表面的殘留農藥，把它先進行2～3次溫水清洗，然後適當浸泡，再清洗，最後烹調，這樣表面80％～90％的殘留農藥都可以清除，還不會破壞其營養成分。

美麗拍檔：韭菜與豆芽炒食可以加速體內脂肪的代謝，可以排毒減肥，是便秘和肥胖症患者的最佳食品。

選購訣竅：韭菜按葉片寬窄區分，有寬葉和窄葉兩種。寬葉韭看起來又綠又嫩，但是香味清淡，真正喜歡吃韭菜的人，當以窄葉韭為首選。

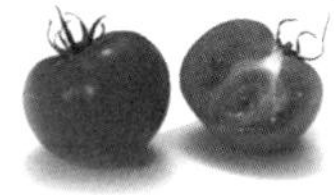

17 黃豆芽

黃豆芽對我們大家來說並不陌生，甚至有人還十分偏愛這種食品。人們之所以愛吃黃豆芽，除了它鮮美的味道，還因為它的瘦身養顏效果不錯，而且對多種疾病有預防和食療作用。黃豆芽具有黃豆所達不到的烹飪效果，食療和藥療效果顯著，可以做為百姓餐桌上的一道日常美食。

爭議焦點 黃豆和黃豆芽哪個營養更高？

正方：黃豆芽是由黃豆發芽而成的，兩者的營養成分差不多，而一斤黃豆生成黃豆芽就會變成幾斤或者十幾斤，所以吃黃豆更實惠。黃豆是植物果實的原生態，食用黃豆營養價值比食用黃豆芽營養價值高。

反方：

①黃豆芽雖然是由黃豆製成的，但是黃豆芽和黃豆的營養區別相當大，這是因為黃豆在發芽過程中，所含的蛋白質和澱粉在多種酶的作用下發生很大的變化，包括質變和量變。黃豆所含的蛋白質經水溶解後，變為氨基酸和多肽，澱粉則變成單糖和低聚糖，另外，黃豆在發芽過程中由於酶的作用，有更多的鈣、磷、鐵、鋅等礦物質被釋放出來，特別是胡蘿蔔素、維生素B_2、維

生素B_{12}、維生素E、尼克酸的含量都成倍地增長。

②雖然黃豆芽比黃豆所含的蛋白質和澱粉要少，但是在蛋白質的利用率方面黃豆芽比黃豆要高10%左右，另外，在黃豆芽發芽過程中天門冬氨酸急劇增加，食入人體後可以減少體內乳酸的堆積，消除疲勞。黃豆芽含有葉綠素，能分解人體內的亞硝酸氨，可以預防直腸癌及其他消化道惡性腫瘤的發生。所以，黃豆芽的營養價值更高。

最終裁決：黃豆和黃豆芽營養價值都很高，黃豆在發芽過程中，黃豆中使人脹氣的物質被分解，食用起來黃豆芽更方便實在。如果喜歡吃黃豆，那麼黃豆最好和其他穀物混合起來食用。這樣可以補充黃豆缺乏的蛋氨酸，也可以補充穀類賴氨酸的不足。

美麗拍檔：素炒黃豆芽，不僅口感鮮脆、改善便秘、瘦身減肥，而且清熱解毒、美容養顏效果顯著，適合各類人群，青少年食用更加益於成長。

特別提醒：黃豆芽中含有皂素和臘樣芽孢桿菌等有毒物質，這些病菌只有在100℃高溫下才能被破壞殺滅。在烹飪過程中如果不熟透，食用後容易出現頭暈、噁心、嘔吐、腹痛、腹瀉等中毒症狀。特別是正處於生長發育期的青少年，如果不慎吃了沒有熟透的黃豆芽不但會影響生長發育，還會出現生長速度緩慢或者營養不良的症狀，嚴重的還可能出現代償性胰臟肥大。

選購訣竅：選購優質的健康豆芽，一定要看是否頂芽大、鬚根長而自然、莖體瘦小；頭部顏色呈淡黃色，色澤鮮豔，根部呈白色或淡褐色；芽身看起來挺直脆嫩，長短合適，芽腳不軟，如果有爛根、爛尖現象，則不宜選購。

上好的豆芽用鼻子細聞可聞到一股豆芽固有的鮮嫩氣息，無刺鼻異味。在選購時一定要記得如果發現帶有氨味、無鬚根或鬚根極短的豆芽，最好不要買。

18 蠶豆

當豆類食品的營養價值越來越清晰地呈現在人們眼前的時候，人們對蠶豆的熱愛程度也一樣水漲船高。蠶豆做為豆類蔬菜中重要的食用豆之一，因為它既可以炒菜、涼拌，又可以製成各種美味的小食品，可以說既是糧食又是小菜，既是零食又是補品，一年四季都可以吃到，具有很強的大眾人緣。可是，關於蠶豆的食用，卻是有一定的禁忌！

爭議焦點　蠶豆。

正方：蠶豆容易引起蠶豆症，5歲以下男童多見。在蠶豆成熟的季節，進食蠶豆或粉絲、醬油等蠶豆製品後24～48小時內，發病狀況為急性血管內溶血，有全身不適，發燒、噁心、嘔吐、迅速貧血、黃疸、血紅蛋白尿，溶血嚴重者出現休克、無尿、少尿、酸中毒、急性腎功能衰竭症狀。鑑於蠶豆症的危險症狀，建議不要吃蠶豆。

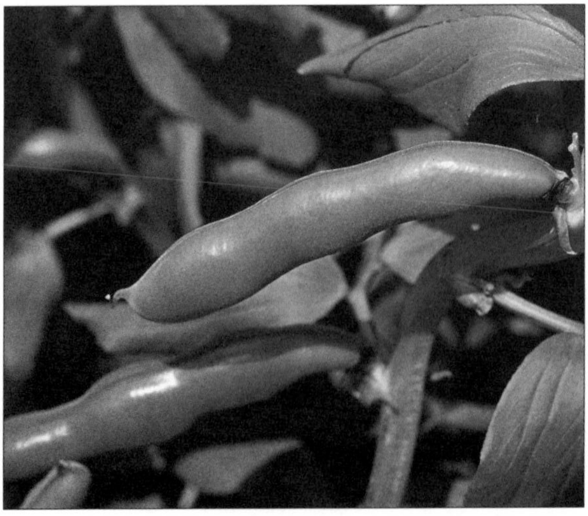

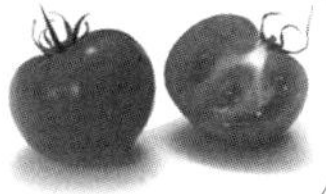

反方：所謂的「蠶豆症」是由於遺傳性紅細胞六磷酸葡萄糖脫氫酶缺乏者進食蠶豆後，隨後發生的急性溶血性疾病。蠶豆症一旦發病，來勢兇險，但只要懂得蠶豆症的相關知識，做好預防工作，蠶豆症並不是什麼談之色變的疾病，完全可以避免。

最終裁決：蠶豆是人們喜愛的食品之一，含有鈣、鋅、錳、磷脂等，這些礦物質是調節大腦和神經組織的重要成分，蠶豆含有豐富的膽鹼，有增強記憶力的健腦作用。蠶豆含有豐富的蛋白質，而且不含膽固醇，可以預防心血管疾病。蠶豆含有維生素C可以延緩動脈硬化，蠶豆皮含有的膳食纖維在人體內具有降低膽固醇、促進腸道蠕動的作用。雖然有蠶豆症的存在，但因其味美，營養價值高，而且還是一味良藥，也不能所有人都拒美食於千里之外。

健康重點：蠶豆含有磷脂，而磷脂是人體大腦和神經組織的重要組成成分，蠶豆還含有豐富的膽鹼，可以增強記憶力，健腦作用顯著，腦力工作者或者考生，特別適合食用蠶豆。

美麗拍檔：玫瑰蠶豆花茶，非常適合女士飲用，具有解鬱散結、疏肝理氣的功效，適合女性的生理特徵。

選購訣竅：選購新鮮蠶豆一般以嫩綠色的為佳，如果蠶豆一頭有黑線，則表明已經老了。如果購買已經去殼的豆子，新鮮的豆子指甲輕輕就能掐動，掐不動證明放的時間很長了。

19 胡蘿蔔

胡蘿蔔由於營養豐富、顏色亮麗、脆嫩多汁、芳香甘甜，營養保健功能強而被譽為「小人參」，是人們攝取胡蘿蔔素的首選食品。無論炒食、燉食還是榨汁，都別有一番風味。

爭議焦點　女性適不適合吃胡蘿蔔？

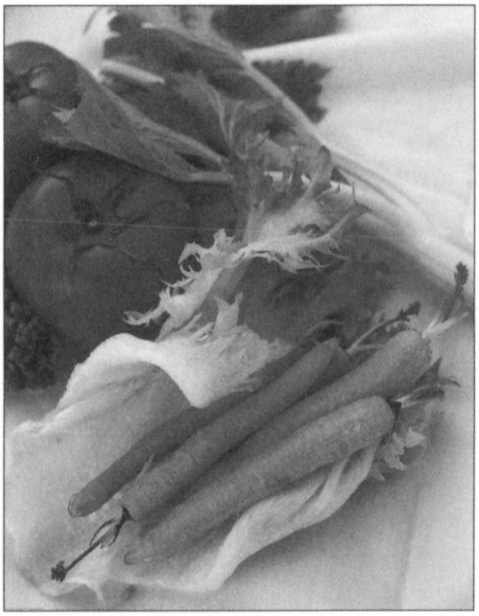

正方：胡蘿蔔營養豐富，含有的胡蘿蔔素對人體有特殊的營養功效，能治療夜盲症，補肝明目；可以加強腸道的蠕動，進而達到利膈寬腸、通便防癌的功效。眾所周知，胡蘿蔔素轉變成維生素A後有助於增強身體的免疫能力，能預防上皮細胞癌變。另外，胡蘿蔔中的木質素能提高身體免疫力，具有間接消滅癌細胞的作用。胡蘿蔔還含有降糖物質，是糖尿病患者的最佳食品。研究顯示，每週吃5次胡蘿蔔的婦女患卵巢癌的可能性比一般婦女降低50％，所以，女性吃胡蘿蔔是有好處的。

反方：醫學研究發現，過量的胡蘿蔔素會影響卵巢的黃體素合成、分泌量減少，有的甚至會造成無月經、不排卵，或經期紊亂的現象。如果大量吃胡蘿蔔，會造成血中胡蘿蔔素偏高，而出現不孕症、無月經、不排卵等異常現象。所以，女性不適合吃胡蘿蔔。

最終裁決：由於卵巢癌是女性惡性腫瘤的一種，為了減少對女性的傷害，建議女性應多吃胡蘿蔔，女孩子更應該從小養成吃胡蘿蔔的習慣。只是要把握好胡蘿蔔的食用量即可。

健康重點：生吃胡蘿蔔甜脆可口被很多人所喜歡，但β胡蘿蔔素的吸收率只能達到10%，因為β胡蘿蔔素只有溶解在油脂中，才能被人體吸收，用油炒熟後，β胡蘿蔔素利用率可達90%以上。除了用油炒，用高壓鍋和肉燉食，也非常有益於胡蘿蔔素的吸收。

美麗拍檔：用柳丁和胡蘿蔔一起榨汁飲用，具有抗氧化作用，促進細胞的再生，美容養顏功效顯著。

特別提醒：胡蘿蔔具有很高的保健作用和醫療價值，但胡蘿蔔下酒吃法不利於身體健康。因為胡蘿蔔素和酒精一同進入人體，就會在肝臟中產生毒素，引起肝病。飲酒時也不要服用胡蘿蔔素營養劑，特別是在飲用胡蘿蔔汁後不要立刻飲酒，以免危害健康。另外把白蘿蔔、胡蘿蔔切成絲，拌成清脆爽口涼菜，或者胡蘿蔔、白蘿蔔切成塊與牛腩或羊肉一起熬湯喝都是不科學的。

選購訣竅：購買胡蘿蔔時，以質細味甜，脆嫩多汁，表皮光滑，形狀整齊，心柱小，肉厚，沒有裂口為佳。

20 馬鈴薯

18世紀末，正值法國糧荒時節，藥劑師巴爾孟契耶撰寫了有關馬鈴薯的書籍，他還親自栽種馬鈴薯請求國王和王后協助推廣，當時王后喜歡漂亮的馬鈴薯花，便把馬鈴薯的花束用針插在頭髮上，國王則將小小的馬鈴薯花別在外衣上。從那以後，馬鈴薯花成了最高貴最時髦的裝飾品。為了能夠採摘更多的馬鈴薯花佩帶，法國人開始大量種植馬鈴薯，使馬鈴薯栽種面積擴大，災荒之際的法國人也因為食用馬鈴薯度過了無米的災難，從此，馬鈴薯又得到了一個「地下蘋果」的美名。

今天，超級蔬菜馬鈴薯因為營養成分齊全，在歐洲被稱為「第二麵包」，由於營養價值高，馬鈴薯及其製品已登上了飲食消費的時尚殿堂。

爭議焦點　食用馬鈴薯會不會發胖？

正方：馬鈴薯含有大量澱粉和糖類，堪稱營養素齊全，且容易為人體消化與吸收，自然會導致發胖，所以為了控制體重不要經常吃馬鈴薯。

反方：馬鈴薯除含有大量澱粉外，還富含蛋白質、磷、鐵、無機鹽以及多種維生素，營養價值是胡蘿蔔的2倍，白菜的近3倍。馬鈴薯中含有膳食纖維，人體食用後極易產生飽足感，可以寬腸通便，及時排泄代謝毒素，防止便秘。經常食用，有助於控制體重。

最終裁決：馬鈴薯做為世界上最偉大的食物之一，被營養學家斷言：「每餐只要食用全脂牛奶和馬鈴薯，便可得到人體需要的全部營養。」因為它含有豐富的膳食纖維，不但不會產生肥胖，反而對防止營養過剩和減掉多餘脂肪有很好的效果，也因此成為減肥瘦身者的首選。

美麗拍檔：馬鈴薯和全脂牛奶，方便食用，營養全面。而且具有潤膚、美容、減肥、瘦身的功效。

選購訣竅：一般來說以個頭中等偏大，形狀均勻，皮面光滑，質地堅硬，沒有損傷、發綠、病蟲害侵蝕、熱凍傷、腐爛、萎蔫現象的為佳。

21 野菜

近年來，隨著人們生活水準的提高，回歸自然的生活方式漸成時尚。在飲食上，野菜以「富含營養、口味獨特、綠色天然」的優點而成為人們飯桌上的「新寵」，吃野菜成了很多人的選擇。「醫食同源」是野菜得天獨厚的優勢，很多野菜既是佳蔬，又是良藥，而且風味獨特，當然逃脫不掉美食家們的法眼。

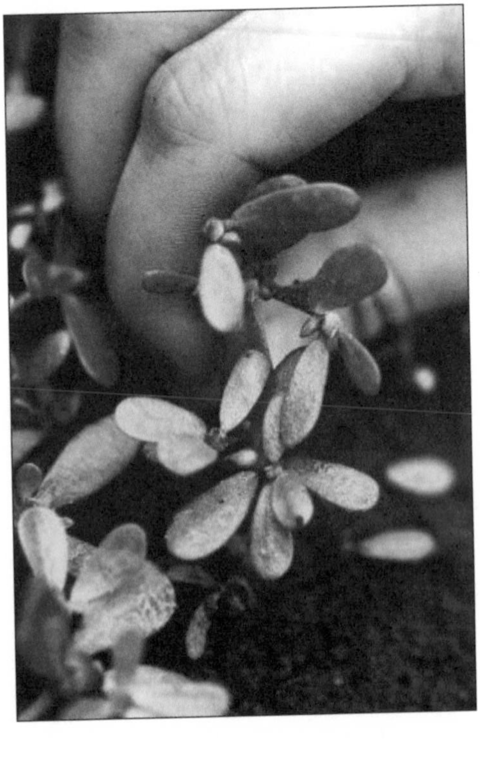

爭議焦點　野菜和蔬菜誰更有營養？

正方：

①吃野菜比吃栽培蔬菜更有利於身體健康。野菜的營養價值很高，胡蘿蔔素和多種維生素的含量一般都高於栽培的蔬菜，蛋白質含量也比栽培蔬菜要高20％。除此以外，野菜還含有鈣、鐵、

鋅、磷、鎂、銅等礦物質。

②野菜獨具的鮮味常令人食慾大開，且具有保健作用，含有的一些營養成分本身就是「良藥」。例如，蒲公英、蕁菜、野腥草等。

反方：

①當今市場上出售的蔬菜都是人工培養的蔬菜，在經過無數次食用檢驗後安全係數很大，基本上能滿足人體對各種營養元素的需求，因此大可不必過分青睞野菜。

②野菜的生長環境決定了它具有較強的適應環境的能力。為了適應惡劣的環境，野菜在長期生長繁衍的過程中，會產生某些毒性物質，以抵禦外來侵害，本身就可能含有某種毒素。貿然食用可能導致食物中毒，輕者腹痛、噁心、嘔吐，重者可出現呼吸困難、心力衰竭、意識障礙，甚至死亡。

③人工種植的野菜，和栽培蔬菜一樣，同樣使用化肥、農藥，於是，野菜的一些「野性」開始逐漸退去，如果盲目認為野菜是野生的、「純天然」食品，那就大錯特錯了。

④有些野菜即使無毒，吃多了對人體的健康也是有損害。如灰菜、莧菜、苜蓿、槐花等都含有可導致過敏的物質，食用後，使人經日光照射誘發日光性皮炎。另外由於工業廢水、化學肥料、農藥在土壤中殘留積蓄，多數野菜容易受到污染，特別是從污染區採集的野菜則更加不利於人體健康。

最終裁決：在野菜晉升為蔬菜前，可以把野菜當作飲食結構中嚐嚐鮮、換換口味的調劑。但是採摘和購買的時候一定要仔細鑑別，如果不慎造成對人體的傷害就不值得了。日常飲食，還是那些日積月累下來的蔬菜最安全。

健康重點：野菜最好是現採現吃，久放的野菜不但不新鮮，而且營養成分減少，味道很差。野菜也不是洗乾淨就能吃的，否則很容易吃壞腸胃。正確的做法是，將野菜洗乾淨之後先泡一會兒，然後入水焯，撈出來再泡一晚上，第二天才可以放心吃。一些野菜長得相似，因此不熟悉野菜種類的人很容易誤採誤食，容易出現問題，應該謹慎對待。市郊採集野菜的時候，除了要選擇遠離污染環境的野菜之外，還要仔細辨認自己採摘的是否為可食用的野菜。

選購訣竅：選購野菜時最好在超市和商場裡購買，要選擇包裝上印有國家「綠色食品」標誌的，比較有保障。若在市場上購買，一定要問明生長地點；要看好色、形、味，不要誤食了有毒或有污染的野菜；吃野菜最起碼要知道所食野菜有毒無毒，不認識的野菜最好不吃。

22 菠菜

菠菜又名菠蕘、菠蕣菜、鸚鵡菜，原產波斯國，被阿拉伯人譽為「蔬中之王」。菠菜性涼、味甘澀，入肝、胃、大腸、小腸經。具有潤燥滑腸，清熱除煩，生津止渴，養血止血，養肝明目的功效。

爭議焦點 菠菜能不能補鐵？

正方：菠菜含鐵量豐富，對缺鐵性貧血有改善作用，如果氣色不佳就可以常吃菠菜，能令人光彩照人，被推崇為養顏佳品就是因為吃菠菜可以補鐵。

反方：菠菜只是眾多含鐵蔬菜中的一種，其含鐵部位主要集中在紅色根部，生活中這一部分恰恰是被忽略或者捨棄的部分，並且菠菜含有的植物性的鐵難以消化與吸收。說起菠菜的美容功效，其實是菠菜提取物具有促進細胞增殖作用，達到了既抗衰老又增強青春活力的作用，並非吃了菠菜補了血的作用。

最終裁決：雖然菠菜含鐵，但菠菜中能被人體吸收的鐵並不多，還會干擾人體對鋅和鈣這兩種物質的吸收，所以不宜用來補鐵、補血，尤其注意不宜給小孩多吃生菠菜。如果需要補鐵，應該是動物性食品的鐵才能和血紅素結合在一起，這樣的鐵元素才容易被人體消化與吸收進而達到補鐵效果。值得一提的是，菠菜有能夠促進鈣吸收的作用，如果和含鈣豐富的物質一起食用，能夠補鈣。

營養功效：

①菠菜含有豐富的胡蘿蔔素、維生素C、維生素E、鈣、磷，及鐵、芸香苷、輔酶等對身體有益的成分，胡蘿蔔素可以在人體內轉變成維生素A，達到維護正常視力和上皮細胞的健康的作用。

②菠菜含有大量的植物粗纖維，能夠促進腸道蠕動，非常有利於排便，還能促進胰腺分泌，幫助消化，對於痔瘡、慢性胰腺炎、便秘、肛裂等病症有一定的治療作用。

健康重點：吃菠菜一定要注意，不能直接烹調，因為它含有草酸較多，會妨礙身體對鈣的吸收。正確的做法是，先用沸水燙軟，撈出後再進一步烹調。另外，從健康營養學的角度來說，吃菠菜的時候，應盡可能地多吃一些鹼性食品，比如海帶、蔬菜、水果等，以促使草酸鈣溶解排出，預防結石的發生。其中，嬰幼兒和患有缺鈣、軟骨病、肺結核、腎結石、腹瀉的人不宜吃涼拌菠菜。

選購訣竅：市場上出售的菠菜大致有小葉菠菜和大葉菠菜兩種，從外觀看都以葉柄短、根部較小顏色紅、葉片顏色深綠為佳。

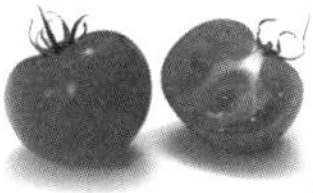

23 萵筍

萵筍莖部肥大而脆嫩，味鮮美有香氣，色澤淡綠，如同碧玉一般，其莖、葉均可做菜，時常被製作成或葷或素、或涼或熱的菜餚裝點餐桌。

爭議焦點 萵筍能否過多食用？

正方：萵筍富含植物纖維素，能促進腸壁蠕動進而達到通暢消化道的目的，有利於大便排泄改善便秘，而且萵筍是傳統的豐胸蔬菜，可以促使乳房部位的營養供應。所以，很多愛美的女士在食用萵筍的時候既不用擔心肥胖又能豐胸，吃起來可以百無禁忌。

反方：過多或者是經常食用萵筍會對健康有著反作用，由於萵筍中的萵筍生化物對視神經有刺激作用，會發生頭暈嗜睡的中毒反應，導致夜盲症或者其他眼疾，所以萵筍不能多食。

最終裁決：萵筍營養豐富，食療和藥療效果好，但並不是說萵筍吃起來就無所顧忌，因為萵筍中的某種物質對視神經有刺激作用，故視力弱者不宜多食，有眼疾特別是夜盲症的人也應少食。如果在食用過程中產生視力下降或者眼部不適，要停食一些日子，情況就會好轉。

營養功效：萵筍是一種營養豐富的家常蔬菜，含有蛋白質、脂肪、糖類、維生素A、維生素B_1、維生素C、鈣、磷、鐵、鉀、鎂、矽等成分，可增進骨骼、毛髮、皮膚等的生長發育。

健康重點：人們吃萵筍很多人習慣了吃莖，其實，萵筍的維生素含量主要集中在葉內，據資料顯示，萵筍葉比莖的維生素含量平均高5～6倍，尤其值得一提的是維生素C的含量比莖高15倍以上，特別是萵筍的嫩葉，不但營養多，而且鮮綠青翠，所以，吃萵筍不應丟掉萵筍葉。

選購訣竅：挑選萵筍時應注意以下四點：筍形粗短筍條順直不彎曲，一根一根大小整齊；外皮薄、品質脆、水分含量充足、筍條沒有蔫萎、心不空，表面看不到鏽色；萵筍葉不帶黃葉、爛葉，葉子不老、沒有抽苔現象；整修打理得很潔淨，基部不帶毛根，萵筍棵上部葉片不超過五、六片，全棵不沾染泥土。

24 辣椒

生活中有一些人對吃辣椒上癮，如果餐桌上沒有辣椒就覺得食之無味。不管吃辣成癮與否，適量吃辣椒對人體的健康是有一定的好處。吃辣椒的時候，當辣椒的辣味刺激舌頭、嘴的神經末梢時，大腦就會立即命令全身「戒備」，具體表現為心跳加速、唾液或汗液分泌增加、腸胃「工作」加倍，同時釋放出內啡肽。接著再吃一口，就會釋放出更多的內啡呔。持續不斷釋放出的內啡呔，會給人體帶來一股輕鬆的興奮感覺，這就是吃辣後的「快感」。而且在這個過程中，有辣味的不斷刺激，不知不覺就發現吃下很多飯，原因在於食用辣椒時，口腔內的唾液、胃液分泌增多，腸胃道蠕動加速，所以，人們在吃飯不香、飯量減少時，就產生吃辣椒的念頭。

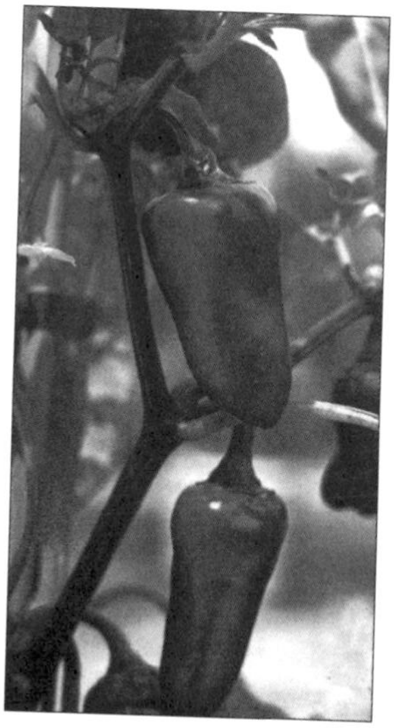

爭議焦點　食用辣椒會不會引起胃潰瘍？

正方：辣椒是一種美味，富於營養又有很高的藥用價值，但是經常吃辣椒會刺激胃部，甚至引起胃潰瘍，所以，對於含有辣椒的美味，只是採取觀望的態度。

反方：有資料顯示，在大量食用辣椒的國家，胃潰瘍的發病率比不食或少食辣椒的國家低3倍。原因在於辣椒素可以抑制體內酸性物質的產生，並促進鹼性物質的分泌，促使胃部組織的血液循環加快，在刺激胃黏膜合成的同時還釋放前列腺素，這樣不但能有效阻止有害物質對胃黏膜的損傷，對胃還有保護作用，所以，多吃辣椒可以預防胃潰瘍；只是胃潰瘍患者食用辣椒要適量。

最終裁決：吃辣椒不但不會傷害胃，還可以保護胃促進胃的健康，預防胃潰瘍。但是食管炎、腸胃炎、胃潰瘍以及痔瘡患者應該少食或者忌食。

營養功效：辣椒具有溫中、散寒、開胃、消食的作用，它含有豐富的維生素C，能夠控制心臟病及冠狀動脈的硬化，降低膽固醇；含有的抗氧化物質，可預防癌症及其他慢性疾病；辣椒還具有促進血液循環的作用，對怕冷、凍傷、血管性頭痛等症狀具有很好的療效。

健康重點：紅辣椒含有豐富的胡蘿蔔素和維生素A，強烈的香辣味能刺激唾液和胃液的分泌，令人食慾大開的同時還能促進腸道蠕動，幫助消化。另外，辣椒中含有的辣椒素能夠促進脂肪的新陳代謝，防止體內脂肪堆積，在降脂、減肥、防病方面效果良好。

選購訣竅：挑選鮮辣椒時要注意果形與顏色應符合該種類特點，如顏色有鮮綠、深綠、紅、黃之分，其品質要求大小均勻，果皮堅實，肉厚質細，脆嫩新鮮，不裂口，無蟲咬，無斑點，無搭葉，不軟、不凍、不爛等。

25 榴槤

榴槤在泰國最負盛名，被譽為「水果之王」。榴槤氣味濃烈，可謂愛之者讚其香，厭之者怨其臭。而泰國人卻特別喜愛吃榴槤，常常被它的奇異香味所吸引。許多去泰國觀光的客人在品嚐榴槤的美味後，都會感到回味無窮，有的人甚至會上癮，現在每年都有很多榴槤從泰國銷到世界各地。

爭議焦點 榴槤可不可以吃？

正方：榴槤好吃且營養豐富，除含糖分外，還含有蛋白質、脂肪、維生素及鈣、磷、鐵等微量元素，能滋補身體，潤滑肌膚。榴槤含有豐富的蛋白質和脂類，對身體有很好的補養作用，是良好的果品類營養來源。榴槤有特殊的氣味，這種氣味有開胃、促進食慾之功效，其中的膳食纖維還能促進腸道蠕動。

反方：榴槤不可以吃。泰國某翁因猛吃榴槤後暴斃，成為泰國近年來第二個因食「果中之王」而喪

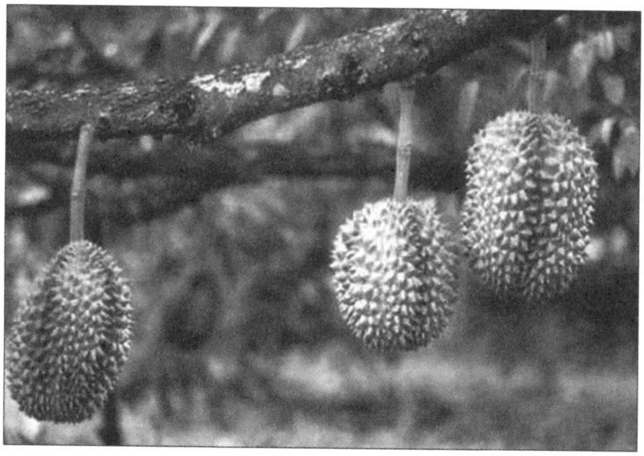

命的人。於是很多嗜吃榴槤的人士，雖然心有不捨，但面對榴槤有毒的說法還是心有餘悸的。

最終裁決：榴槤無毒，但是要慢吃。因為榴槤黏稠易阻塞咽喉，引起窒息。榴槤性質溫熱，有健脾補氣、強身壯體之功，但榴槤並非人人皆宜。榴槤中糖和膽固醇的含量均較高，糖尿病患者、高膽固醇患者應不吃或少吃；榴槤含鉀量較高，腎病、心臟病患者應該慎重；榴槤性質溫熱，咽乾舌躁、喉痛乾咳、熱病體質、陰虛體質者均應慎用，癌症患者或處於康復期者更需小心，免得貪一時口福而招致病情惡化。

健康重點：吃完榴槤後多喝一些水，或者多吃些梨、西瓜等水分含量比較多的水果，能解除榴槤產生的燥熱。

美麗拍檔：榴槤是人們心中的熱帶水果之王，它有一個最好的搭檔就是被人們稱為「水果皇后」的山竹，同為營養豐富的熱帶水果，山竹是中性水果，性質稍稍偏涼，具有降燥、清涼、解熱的作用，吃榴槤後再吃上幾個山竹，正好可以達到寒熱均衡，保護身體不受損害。

選購訣竅：榴槤七八分熟即可食用，此時異味較少，成熟以後自然裂口的榴槤，一般保存時間不能太久。選購榴槤的時候當嗅到有一股酒精味，或者果肉變成褐色時，一定是變了質，千萬不要購買。

26 荔枝

「荔枝」栽培始於秦、漢，盛於唐宋。古名離枝，意為離枝即食。

荔枝栽培史可上溯到漢武帝時期，司馬相如《上林賦》已有記載。因其風味絕佳，深受喜愛，唐朝或更早即已列為貢品。杜牧名詩：「一騎紅塵妃子笑，無人知是荔枝來。」千古傳誦。蘇東坡「日啖荔枝三百顆，不辭長作嶺南人」同樣風靡至今。

十世紀前後荔枝傳入印度。十七世紀傳入越南、馬來西亞半島和緬甸等許多國家，被譽為「果中之王」，近年引種至南美等地。

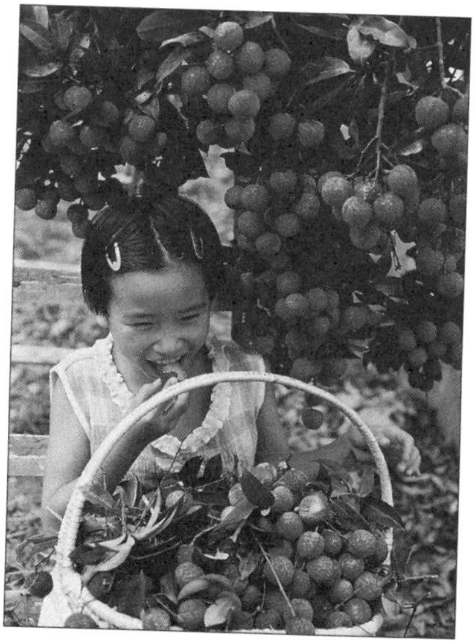

爭議焦點

遠離荔枝，遠離「荔枝病」。

正方：在醫學上有一種疾病叫做「荔枝病」，該病一旦發作，就會表現出口渴、飢餓、出汗、腹瀉、頭暈，甚至出現昏迷、循環衰竭等症狀。有人吃著吃著就昏迷過去，有人吃的時候唇齒生香第二天卻滿口潰瘍，對荔枝嗜客來說，真是愛之深恨之切。

反方：「荔枝病」只是對荔枝的食用方法不當造成的。由於荔枝裡含有豐富的果糖，大量食用荔枝後，很快被吸收並進入血液的果糖需要靠肝臟中的「轉化酶」使它轉化為葡萄糖，才能被人體所利用。一旦「轉化酶」來不及轉化，會使果糖充斥血液，加上荔枝肉充滿腸胃，損傷食慾，使人體所吸收的營養大為減少，於是產生了低血糖症狀。

最終裁決：喜歡吃荔枝的人如果害怕燥熱，在吃荔枝的同時，可以多喝鹽水，也可以喝一些生地煲瘦肉、豬骨湯，以預防上火。還有一個辦法就是把荔枝連皮浸入淡鹽水中，再放入冰箱裡冷凍後食用，這樣不僅不會上火，還能解滯，更可增加食慾。

健康重點：吃荔枝要講究方法。首先，充分浸泡和清洗荔枝外皮表面。其次，注意一次食量不要超過250克，不要空腹吃荔枝，最好是在飯後半小時再食用。如果沉浸於荔枝的美味中不知不覺吃多時，最好能同時喝點綠茶、綠豆湯，能減輕吃荔枝上火的影響。

選購訣竅：個大均勻、外皮有光澤、肉厚質嫩、味甜多汁、富有香氣的為新鮮荔枝，放在手裡輕捏感覺有彈性，從外表看顏色通常不會過於鮮豔。如果荔枝頭部比較尖，表皮上的「小釘」很密集，說明荔枝還不夠成熟。如果荔枝外殼的龜裂片平坦，味道通常比較甘甜。

27 香蕉

香蕉因其能解除憂鬱而被歐洲人稱之為「快樂水果」。傳說佛祖釋迦牟尼因為吃了香蕉而獲得智慧，又被稱為「智慧之果」。香蕉營養高、熱量低，含有蛋白質、糖、鉀、維生素A和C，纖維含量豐富，具有一定的減肥效果，食用後既能補充營養又不會發胖，對談脂色變的現代人來說，堪稱營養健康食品首選。

爭議焦點 吃香蕉會不會引起便秘？

正方： 香蕉因為含有較多的鞣酸，鞣酸對消化道有收斂作用，對腸胃液的分泌和蠕動有抑制作用，如果攝取過多就會引起便秘或加重便秘病情。

反方： 香蕉含有豐富的膳食纖維，可以使糞便的容積量增大，並促進腸道蠕動。香蕉的含糖量超過15%，含有大量的水溶性植物纖維，能引起高滲性的腸胃液分泌，有助於糞便吸收水分，使糞便因變得柔軟而容易排出。

最終裁決：選購香蕉的時候應該謹慎選擇成熟的香蕉。只有熟透的香蕉才具有潤腸通便的作用，如果吃了生香蕉反而會引起便秘。

營養功效：香蕉含有大量糖類物質及其他營養成分，飢餓的時候可以用來補充營養及能量；香蕉屬寒性能清腸熱，味甘能潤腸通便，適宜熱病煩渴等人食用；香蕉能夠緩和胃酸對於腸胃的刺激，食用後可以保護胃黏膜；從香蕉果肉裡提取的甲醇提取物對細菌、真菌有很好的抑制作用，可消炎解毒；香蕉含有大量的碳水化合物、膳食纖維等，食用後可以防癌、抗癌。

健康重點：食用催熟的香蕉需謹慎。催熟的香蕉澀味雖然消失，但鞣酸的成分仍然存在於香蕉中。鞣酸具有非常強的收斂作用，使糞便變得乾硬，進而造成便秘，老人、孩子吃了這種香蕉後，不但不能潤腸，幫助通便，反而會加重便秘。

特別提醒：在購買香蕉的時候，人們往往愛挑色澤鮮黃、表皮無斑的果實。其實這樣的香蕉內部還沒有完全脫澀轉熟，吃起來果肉硬而帶澀味。

選購訣竅：香蕉應該挑選果皮黃黑中泛紅，稍稍帶有黑斑也無妨。表皮有皺紋的香蕉雖然看上去不美觀，但是風味最佳。手捏香蕉有軟熟感的香蕉味必甜，果肉淡黃，纖維少，吃起來口感細嫩，香味醉人。

28 蘋果

蘋果是一種美味的水果，隨著飲食科技的發展，蘋果被喜愛它的人們譽為「減肥果」、「青春果」、「智慧果」，這是因為蘋果中的大量蘋果酸和果膠，它們具有阻止膽酸被重新吸收進入血液的作用，進而使血液中的膽固醇含量降低，分解體內的脂肪，達到減肥的效果。蘋果含有的蘋果酸是一種有助於美容的成分，如果經常吃蘋果或者常喝蘋果汁能增加血紅素，使皮膚變得細膩紅潤，所以蘋果具有「美容果」之稱。蘋果被稱為「智慧果」，這是因為蘋果中含有大量的鋅，鋅對性腺、腦垂體的發育和活動有著關鍵作用，尤其對兒童的智力發育很有好處。正當人們沉浸於蘋果甜脆的美味之中時，一場關於蘋果的爭議開始了。

爭議焦點　老年人多吃蘋果好不好？

正方：老年人不要多吃蘋果。蘋果吃多了會使人體缺銅，進而導致血液中膽固醇增高，引起冠心病。

反方：阿茲海默症（又稱老人癡呆症）一直以來都是威脅老年人健康的「殺手」。該病是一種中樞神經系統退行性疾病，其臨床表現為認知、記憶和語言功能出現障礙。近來有研究結果顯示，多吃蘋果可能有助於降低人們罹患早老性癡呆症的風險。因為蘋果中所含的酚類物質具有抗氧化作用，能保護神經細胞免遭有害物質和毒素等傷害。所以，老年人一定要多吃蘋果！

最終裁決：蘋果既然被稱為「大夫第一藥」，一定要吃。只是每個人應根據自己的實際情況科學地選擇蘋果類型，把握蘋果的科學食用量，畢竟健康才是飲食的第一要義。老年人由於身體器官功能生理性的退化，新陳代謝比較差，因而體內酸性物質累積過多，容易產生疲勞。蘋果中的果酸可中和體內的酸性物質，不僅能夠防止疲勞，還能促使疲勞消失。但是不要吃太多，一天一到兩個就行了，吃多了對胃不好。

營養功效：蘋果的成分中有大量的微量元素，比如鎂、硫、鐵、銅、碘、錳、鋅等，經常食用可使皮膚細膩柔滑、紅潤富有光澤。蘋果含有的膠質和微量元素鉻能保持血糖的穩定，還能有效地降低人體膽固醇；經常工作在空氣污染環境中的人，多吃蘋果可改善呼吸系統和肺部功能，達到一定的保護肺部功能的作用；蘋果中含有的多酚及黃酮類天然化學抗氧化物質，可以減少患肺癌的危險，能夠預防鉛中毒；有的時候人們吃完蘋果會有一種神清氣爽的感覺，這是因為蘋果特有的香味可以緩解壓力過大造成的不良情緒，具有提神醒腦的功效；蘋果富含粗纖維，可促進腸胃蠕動，有助於人體廢物的排

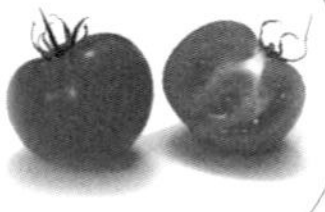

出，減少有害物質對皮膚的危害，減肥效果不錯。

健康重點：糖尿病患者雖然可以吃蘋果但是最好吃酸蘋果；當血糖波動大或出現異常，還是要暫時忌口。不同的疾病患者，吃蘋果也應根據症狀不同選擇。心血管疾病和肥胖症患者應選甜蘋果吃；便秘患者應選熟蘋果吃；結腸炎引起的腹瀉應吃切成絲的生蘋果；如果想消除口腔內的細菌蘋果要在睡前吃；治咳和治療嗓子啞，宜喝榨成汁的生蘋果；治療貧血可生吃也可熟食。

美麗拍檔：蘋果與醃製食品一起食用，可以有效抑制醃製食品中的亞硝酸鹽在人體內轉化為有毒物質亞硝氨，防癌效果不錯。

特別提醒：

①即便是剛剛開始腐爛的蘋果，食用起來也無益於健康。包括被蚊蠅叮咬過或者沒有清洗乾淨的蘋果，吃後都容易發生痢疾、傷寒、急性腸胃炎等消化道傳染病。

②為了殺淨蘋果表面的殘留農藥和細菌，有人喜歡用酒精消毒。雖然酒精能殺死蘋果表層細菌，但會引起蘋果色、香、味的改變，而且如果酒精和

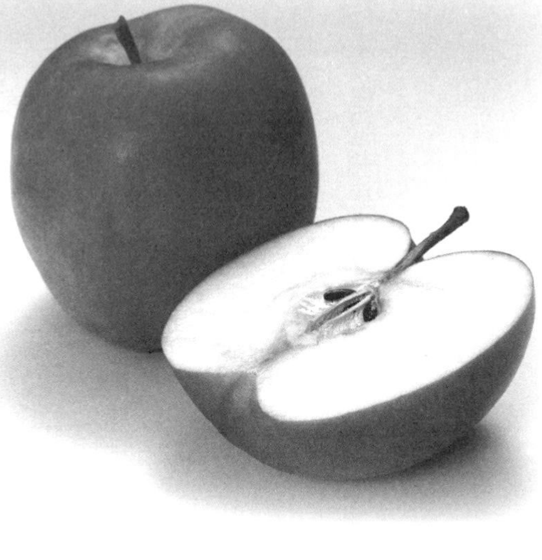

蘋果中的酸作用，會降低蘋果的營養價值。

③如果因為果皮中維生素含量比果肉高，吃蘋果時就連皮一起吃那就錯了。因為果皮中的農藥殘留量很高。另外，有人削皮的時候習慣用菜刀，因菜刀天天接觸肉、魚、蔬菜，上面可能附有寄生蟲或寄生蟲卵，一旦帶到蘋果上，則易使人感染寄生蟲病。尤其是菜刀上的鏽和蘋果所含的鞣酸會起化學反應，使蘋果的色、香、味變差。

④飯後不要立即吃蘋果，那樣會造成脹氣和便秘。因此，吃蘋果宜在飯後2小時或飯前1小時。吃完蘋果後一定記得要漱口，以免口腔中的蘋果殘渣腐蝕牙齒而造成齲齒。

⑤蘋果和奇異果、梨放在一起，能夠加速奇異果和梨的軟化。但是蘋果要避免和其他成熟水果放在一起，因為那會加速它們的腐爛。

選購訣竅：挑選個頭適中，顏色豔麗，軟硬適度，果皮光潔、無蟲眼和損傷，肉質細密、酸甜適度、聞起來有芬芳香味的。

29 葡萄

葡萄有「水果之神」的稱號，在西方古老的傳說中，葡萄是由樂善好施的神把它帶到人間來的。當然，葡萄也真不愧是上天對人間美好的餽贈，隨著人們保健意識的增強，消費觀念的轉變，越來越多的葡萄被釀成果汁，不僅能治療多種疾病，直接飲用還有抗病毒的作用。

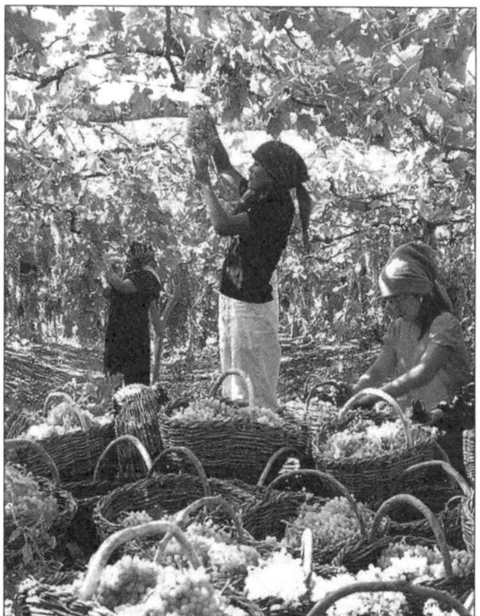

爭議焦點 葡萄是否人人可吃？

正方：

①葡萄含有礦物質鈣、鉀、磷、鐵以及多種維生素B_1、B_2、B_6、B_{12}、C和P等多種成分。維生素B_{12}在抗惡性貧血方面具有一定的作用，維生素P可降低胃酸毒性，還可達到利膽的作用，對於患有胃炎、腸炎及嘔吐的患者可謂效果不錯。果酸有助於消化，能健脾和胃。

②葡萄中含有的天然聚合苯酚能與病毒或細菌中的蛋白質發生化合反應，使病毒或者細菌失去傳染疾病的能力，這種物質尤其對肝炎病毒、脊髓灰質炎病毒等有很好的殺滅作用。另外，葡萄中還含有一種化合物質——白藜蘆醇，防止正常細胞癌變、抑制已惡變細胞擴散都是這種物質

的神奇功效，堪稱防癌、抗癌功能顯著。

所以，葡萄可稱得上生活中的享受與健康並存的一種食物，老少皆宜，為了達到對身體的全面補益，任何人都可以盡享美味。

反方：葡萄含糖量高達10%～30%，糖尿病患者、便秘患者、肥胖患者不適合多吃；脾胃虛寒者也不宜多食，多食則令人泄瀉。

最終裁決：葡萄雖然既具有增進身體健康又具用防病抗病的功效，但是也不是人人都適合，享用美味也要根據自身情況。

健康重點：葡萄酒是由葡萄壓榨釀造而成的酒，約含11%的酒精。飲用葡萄酒具有增進食慾、滋補、助消化、減肥、利尿、殺菌等保健作用。葡萄酒對某些疾病有輔助治療作用：葡萄酒中的原花色素，可以防止動脈硬化；葡萄酒中含有白藜蘆（Resveratrol），可以防止腎結石；葡萄酒能抑制脂肪吸收，經常飲用，患黃斑變性的可能性比不飲用者低20%；適量飲用葡萄酒，有助於提高大腦記憶力和學習能力。感冒時，飲用熱的葡萄酒，可減輕感冒症狀。

美麗拍檔：葡萄和甘蔗榨成汁食用，能緩解嗓子嘶啞等症狀。

選購訣竅：宜選擇果串完整、串頭新鮮、果實飽滿而有彈性的葡萄。購買時可以摘串底部的一顆試吃，如果滋味甜美一般情況下整串都會很甜。

30 柿子

柿子營養價值很高，所含糖分和維生素比一般蘋果高1～2倍。如果一個人一天吃1個柿子，所攝取的維生素C就能滿足一天需要量的一半了，為了身體健康不妨多吃一些柿子。

爭議焦點 柿子皮該不該吃？

正方：柿子皮具有降低血壓的功用，咀嚼起來更有味道，為了達到降低血壓的功效，就要多吃柿子皮。

反方：吃柿子不要吃柿子皮。因為柿子所含的鞣酸絕大多數都集中在柿子皮中，在柿子脫澀過程中，現有的技術不可能將其中的鞣酸全部脫盡，如果吃柿子的時候連皮一起吃，很容易患「胃柿石」。

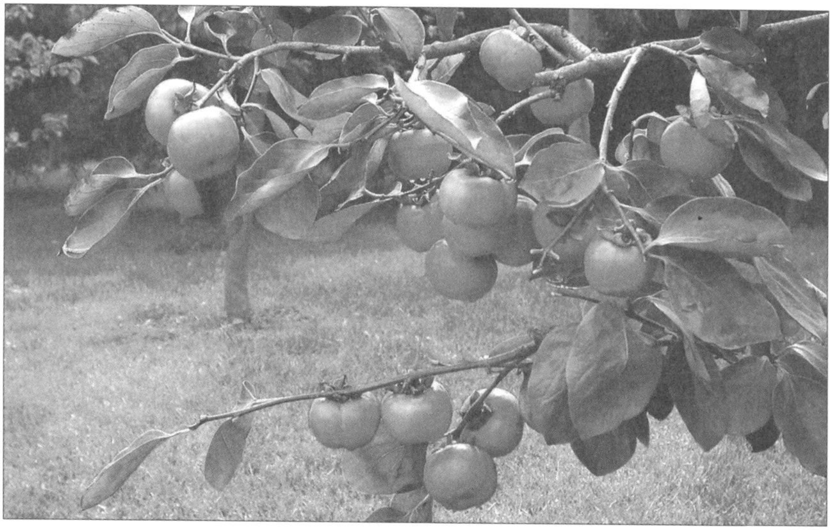

最終裁決：柿子對身體有很好的補益作用，但是為了食用更加健康安全，在食用的時候不要吃柿子皮。柿子中的鞣酸絕大多數集中在皮中，在柿子脫澀時，不可能將其中的鞣酸全部脫盡，如果連皮一起吃更容易形成胃柿石，尤其是脫澀工作不完善時，其皮中含的鞣酸更多。生柿能清熱解毒，是降壓止血的良藥，在食用時也應該將皮去掉。

營養功效：經常吃柿子能有效補充人體所需的養分及細胞內液，達到潤肺生津的良好效果；柿子含有大量的維生素和碘，對於因為缺碘引起的地方性甲狀腺腫大具有一定的治療效果；柿子含有的有機酸等可以幫助腸胃消化，能夠促進食慾，在澀腸止血方面功效顯著；柿子豐富的營養成分使得柿子在降低血壓、軟化血管、增加冠狀動脈流量等方面效果顯著，進而能活血消炎，改善心血管功能。

特別提醒：

①專家就此提醒，柿子不能多吃，每次吃200克左右為宜；不能空腹時吃，更忌與酸性食物同吃。吃柿子最好剝皮，因為柿子中的鞣酸絕大多數集中在皮中，如果連皮一起吃更容易形成胃柿石。此外，柿子不要與含高蛋白的蟹、魚、蝦等食品一起吃，中醫認為，螃蟹與柿子都屬於寒性食物，故而不能同食。

②柿子不僅含有果膠而且含糖很高，吃完柿子後總會有一部分殘留在口腔裡、牙縫中，弱酸性的鞣酸，很容易對牙齒造成侵蝕，形成齲齒，所以一定要記得在吃完柿子後喝幾口水，或及時漱

口。

健康重點：

①柿子能解酒。柿子能促進血液中乙醇的氧化，因為柿子所含的單寧和酶可以分解酒精，含糖量和含鉀量俱高，加上含有大量的水分能達到利尿的作用，幫助身體排泄酒精，有機酸和鞣酸可以促進消化，加速酒精分解。另外，柿子含有豐富的維生素C能夠增強肝臟功能，保護肝臟。

②柿樹的葉子不但具有防癌、抗癌、抗壞血病的作用，在防治支氣管炎方面功效顯著。柿樹葉除含有一定數量的氨基酸、蛋白質及多種維生素外，還含有豐富的膽鹼、蘆丁和丹寧，具有降壓、抗菌、活血、消炎、降脂作用，它的維生素C含量遠高於日常食用的蘋果和各種蔬菜，在防治動脈硬化、高血壓、冠心病等方面效果不錯。

選購訣竅：選購質硬的柿子時要挑選橙黃色，看上去光滑，沒有破損的。熟透質軟的柿子應選擇黃色，外表光滑完整的。

31 橘子

橘子是人們日常生活常見和喜歡的水果之一，橘子除了味道鮮美，營養豐富，最重要的是食用方便，只要剝去皮就可以盡情的享用了。

爭議焦點　橘絡有沒有益處？

正方：橘瓤外白色的網狀筋絡——橘絡不是無用之物，因為橘絡對人體的健康非常有益。橘絡中含有路丁，路丁能使血管保持正常的彈性和緻密性，可以減少血管壁的脆性和滲透性，對於防治高血壓患者發生腦溢血、糖尿病患者發生視網膜出血具有一定的作用。橘絡除了對慢性支氣管炎、冠心病等慢性病患者有一定的食療作用，對久咳引起的胸肋疼痛有輔助治療的作用。有血管硬化傾向的老年人，經常食用一些橘絡更是有益無害。

反方：吃橘子就要將橘瓤外白色的筋絡剝得一乾二淨，因為橘絡是一種可有可無的物質，扔掉沒錯。

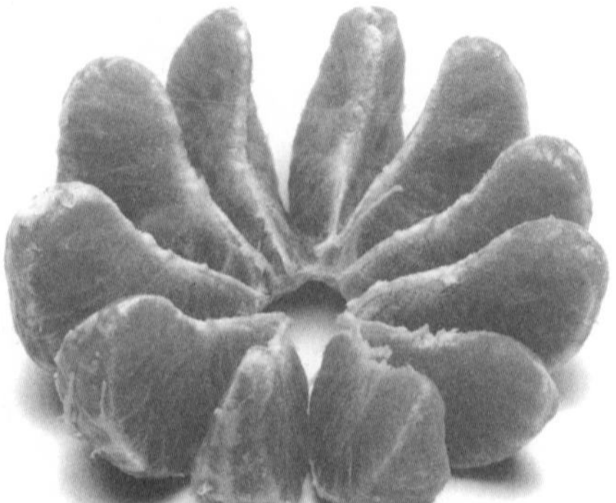

最終裁決：鑑於橘絡的營養價值和食療作用都非常高，吃橘子時不宜把橘絡去掉，連同橘瓣一起吃掉才是最佳的吃法。

營養功效：橘子含有豐富的維生素C與檸檬酸，除了具有美容的作用外，還具有消除疲勞的作用；橘子內側薄皮含有膳食纖維及果膠，食用後可以促進排便，並且可以降低人體膽固醇；橘皮甙能夠降低沉積在動脈血管中的膽固醇，有助於促使動脈粥樣硬化發生逆轉。

健康重點：橘子皮也有豐富的營養價值，因為橘皮中含有豐富的橘皮甙，這種物質具有降血壓、擴張心臟冠狀動脈的作用。如果把橘子整個燒烤，那麼橘子在燒烤的過程中，橘皮中的橘皮甙等成分就會滲透到橘子裡面去。所以，有關專家認為食用燒烤橘子對預防冠心病與動脈硬化的發生非常有益。

特別提醒：吃完白蘿蔔後不要立即吃橘子。因為含酶類較多的白蘿蔔，被攝入人體後會生成一種硫氰酸鹽，這種物質在代謝中產生一種抗甲狀腺物——硫氰酸，可以阻止甲狀腺對碘的攝取，抑制甲狀腺素的形成。橘子含有類黃酮物質，在腸道中被細菌分解後，會轉化為羥苯甲酸及阿魏酸，這兩種物質能加強硫氰酸抑制甲狀腺的作用。如果白蘿蔔和橘子經常一同食用，會誘發或導致甲狀腺腫。

選購訣竅：選購橘子時，外皮顏色呈現閃亮色澤的橘色或深黃色的橘子，屬於比較新鮮、成熟的橘子，拿在手上輕捏表皮，就會發現橘子皮上會冒出一些油，而且透過果皮能夠聞到陣陣香氣，這樣的橘子通常汁多味美！

32 瓜子

瓜子的魅力在於它雖然不能飽腹卻能走進人們的心理，讓人們吃起來放不下。在國人的零食袋裡，瓜子一直備受青睞——婚宴聚會、外出效遊少不了它；看電視、喝茶聊天，也常有它的陪伴；逢年過節，它更是很多家庭招待親朋好友不可缺少的必備之物。嗑瓜子是一件很有趣的事情，它的樂趣除了那欲罷不能的口感，還在於瓜子的營養價值能讓人受益頗多。

爭議焦點 吃瓜子是否有助於消化？

正方：飯前磕瓜子，促進食慾；飯後嗑瓜子，有助於消化食物。瓜子的香味刺激舌頭的味蕾，使它呈興奮狀態，味蕾將這種神經衝動傳遞給大腦，大腦又反作用於唾液腺等消化器官，各種消化酶的唾液、胃液等的分泌相對地旺盛起來，可以增強腸胃的消化功能。

反方：食用瓜子特別是葵花子時一般都用嘴剝皮，正所謂嗑瓜子，但是這樣反覆的摩擦容易使舌頭和口角糜爛，還會在吐殼時將大量唾液帶走。口腔內的唾液有助於清除口腔內殘留的食物殘渣，減少細菌繁殖和發酵的機會，並能保護口腔黏膜。如果口腔內唾液不足不但使味覺遲鈍，而且會使食慾減退甚至引起痙攣。

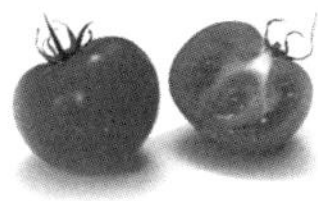

最終裁決：瓜子有益於人體健康，但是大量嗑瓜子會嚴重耗費唾液，長時間會影響人的口腔健康甚至消化，所以瓜子要注意一次不要吃得太多。而且，葵花子脂肪含量比較高，多吃會發胖。

營養功效：葵花子營養豐富，所含豐富的鉀元素對保護心臟功能，預防高血壓很有好處；葵花子維生素E含量豐富，可以預防衰老，提高免疫力；葵花子含有的植物固醇和磷脂，能夠抑制人體內膽固醇的合成，防止動脈硬化；食用葵花子還可以調節腦細胞代謝，改善其抑制機能的作用，故可用來催眠。

健康重點：瓜子雖然好吃，但患有肝炎的病人最好不要嗑葵花子。因為葵花子會損傷肝臟，引起肝硬化。原因在於葵花子含有70％的不飽和脂肪酸，還含有亞油酸，如果大量進食葵花子，會造成膽鹼的大量消耗，使體內磷脂的合成發生障礙，導致脂肪大量堆積在肝臟中，嚴重影響肝細胞的生理機能，嚴重的甚至導致肝細胞壞死。

選購訣竅：挑選瓜子的時候以粒老仁足，片粒均勻，吃起來口味香而鮮美為佳。挑選瓜子的時候殼面鼓起的則仁足，凹癟的則仁薄，當用牙齒咬的時候，殼易分裂，聲音實而響的為乾，用手掰時聲音鬆脆，籽仁肥厚，色澤白者為佳。

33 板栗

板栗又叫栗子，起源於歐洲南部和小亞細亞地區，是由羅馬人傳到其他地區的，當今主要產於中國、日本、義大利和西班牙等國家。栗子營養豐富，宋朝蘇轍曾有「三嚥徐收白玉漿」之句，誠為食栗要訣。板栗除了含有大量澱粉，還含有蛋白質、脂肪、維生素B群等多種營養成分，「乾果之王」的美譽當之無愧。栗子可代糧，有「鐵杆莊稼」、「木本糧食」之稱，而且價廉物美，堪稱富有營養的滋補品。

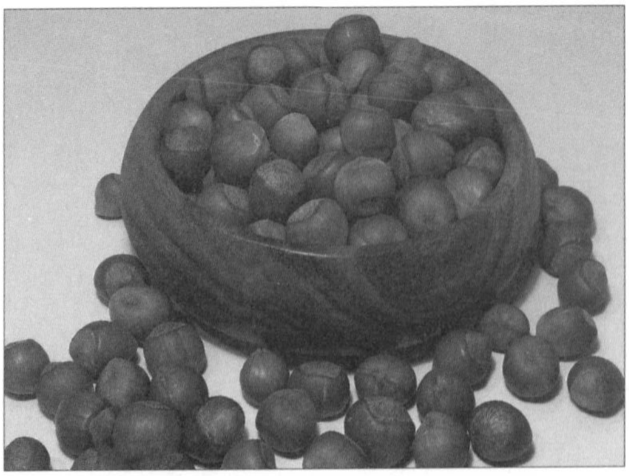

爭議焦點 板栗可不可以生吃？

正方： 食用栗子其實以風乾的為佳，但是一次服食不宜過多，如果治腰腿病，需要生食，細嚼，連液慢嚥。具體做法是每天早晨和晚上，把新鮮的栗子放在口中細細咀嚼，直到嚼得滿口白漿，然後再慢慢地吞嚥下去，這樣補益治病效果會更好。中老年人如果能養成每日早晚各吃風乾的生板栗5～10個的習慣，對於有效預防和治療腎虛、腰痠腿痛有很好的療效，如果脾胃不好，生吃的時候不宜超過5個。

反方：板栗有人稱其為「腎之果」，民間用板栗補養、治病的方法很多，食用方法要嘛煮熟或者炒熟吃，要嘛和其他的食材搭配做成活血補腎的菜餚，吃起來口感都不錯，而生食板栗難以消化，所以板栗不要生吃。

最終裁決：補腎活血、益氣厚胃，生食板栗補腎的效果大大超過了熟食，因其難以消化，不可多食。

營養功效：板栗含有蛋白質、多種維生素、胡蘿蔔素、煙酸以及磷、鈣、鐵、鉀等礦物質，對人體的滋補功能可與人參、黃石、當歸相媲美。板栗味甘性溫，無毒，具有補脾健胃、補腎強筋、止血的功效。板栗中所含的豐富不飽和脂肪酸和維生素、無機鹽，能防治高血壓、冠心病、動脈硬化、骨質疏鬆等疾病，是抗衰老、延年益壽的滋補佳品。

健康重點：生食板栗有止血的功效，可治吐血、便血等常見出血症。將生板栗去殼，搗爛如泥，塗於患處可以治跌打損傷、淤血腫痛等有一定療效。

選購訣竅：選購栗子的時候，以果實飽滿、顆粒均勻為宜，凡是有蛀口、悶爛的都不宜選，以肉質細，甜味強，帶糯性的果實為上品。

34 食鹽

食鹽歷史悠久，在神農氏時就已經有了製鹽的方法，可謂是中國最早的調味品，號稱「百味之祖」。很難想像，人類五味缺少了鹹味會是怎樣。鹽是人類日常生活不可缺少的食品之一，是五味中鹹的代表，每人每天需要6～10克鹽才能保持人體心臟的正常活動、維持正常的滲透壓及體內酸鹼的平衡。放鹽不僅增加菜餚的滋味，還能促進胃消化液的分泌，增進食慾。食鹽堪稱調味品中用得最多的，除此以外，食鹽的作用還很廣：殺菌消毒，保護牙齒，護膚美容，清潔皮膚，生活去污，醫療衛生，參與化工生產……等。

爭議焦點　食鹽攝取量以個人口味來定是否科學？

正方：人們的日常生活不能缺少鹽，因為人體心臟的正常活動、維持正常的滲透壓及體內酸鹼的平衡都離不開食鹽，烹飪菜餚的時候加入鹽調味，不但可以增加菜餚的味道，還能促進胃部消化液的分泌，增進人的食慾。所以，人體對於食鹽的攝取量應該以個人的口味來定。

反方：

①食鹽攝取量不能以個人的口味來定，原則上是吃的越少越好。吃鹽過多容易造成心血管疾病，

會導致血壓升高。所以，高血壓、糖尿病患者必須減少食鹽的攝取量。

②食鹽過量者不僅易得高血壓，而且易患感冒、咽喉炎、扁桃腺炎、病毒性肺炎、氣管炎等疾病。因為食鹽含有的主要成分是氯化鈉，如果攝取食鹽過多，可導致體內氯化鈉濃度過高，因為鈉離子增高後可以抑制呼吸道細胞的免疫能力，使人體細胞失去屏障作用，這時感冒病毒很容易通過而侵入，引起人體感冒。

③如果食用食鹽過多，還會使口腔內唾液減少，導致口腔內的溶菌酶相同程度地減少，進而使口腔成為病毒和細菌生長繁殖的溫床，感冒病毒在口腔內、咽喉部存活與入侵更容易，肺炎、扁桃腺炎便一併發生了。

最終裁決：食鹽的攝取量要有一定的標準，降低鹽的攝取量不僅僅是高血壓、糖尿病患者注意的事情，日常生活中的每個人都要注意鹽的攝取量。正常人鹽的攝取量是每日3克。

營養功效：食鹽做為人體生理活動不可缺少的營養物質，除了調味、解膩、祛除腥膻之外還具有殺菌、保鮮防腐作用；如果用來清洗創傷還可以防止感染。對注重保養的愛美女士來說，用鹽調水能清除皮膚表面的角質和污垢，加速全身皮膚的新陳代謝，使皮膚鮮嫩、透明。因為食鹽含氟，刷牙的時候放上少量鹽或者用淡鹽水漱口，可以達到消炎殺菌保護牙齒的作用。

健康重點：在蔬菜的烹飪中，調味原則可參考如下：雖然調味效果好，但是不能過多食用高鹽食物，比如醬油、榨菜、鹹菜、醃菜、麵醬等；烹調中注重利用蔬菜本身的風味來調味，會是一項不錯的選擇：如將青椒、番茄、洋蔥、香菇等，和味道清淡的食物一起烹煮；烹調中還可以利用蔥、薑、蒜等經油爆香後所產生的油香味，以消除一些食物本身帶來的油膩腥膻味，增加食物的可口性，譬如蔥油雞等；胃口不好的時候或者為了增加食慾，利用白醋、檸檬等各種酸味調味汁，來添增食物的味道，可以令人胃口大開。

值得一提的是，醋有減少對鹽需求的作用：在吃水餃的時候，加些白醋，美味得很。

選購訣竅：優質食鹽應為白色，呈透明或半透明狀，結晶很整齊，堅硬光滑乾燥感強，不易返潮；劣質食鹽則是色澤灰暗或呈黃褐色（硫酸鈣或雜質過多）。

第2章

烹飪方法起爭議

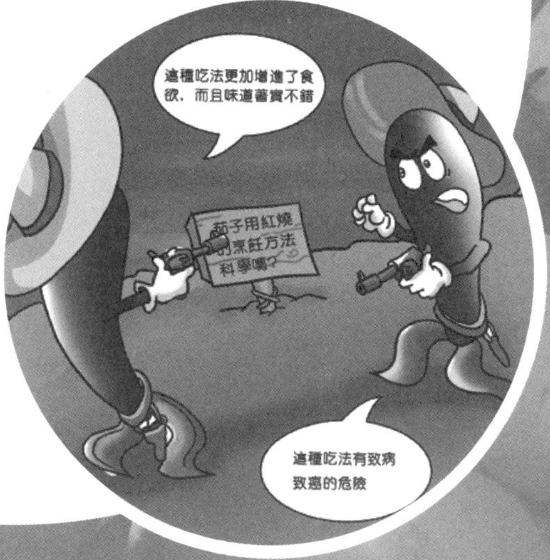

1 煮飯

煮飯，對現實世界中的男男女女來說應該是一件極普通的事情。做飯之前把米放進自來水裡，反反覆覆淘洗很多遍後，覺得已經乾淨了，再把泡好的米放入已經刷乾淨盛滿自來水的電鍋裡。若干分鐘後，一鍋香噴噴的米飯便上桌了。

爭議焦點 煮飯能不能用自來水？

正方：自來水煮飯很好，自來水是居民的生活用水，在沉澱、過濾、消毒等多道程序的處理過程中，會加入一種叫「氯氣」的氣體，氯氣溶於水生成一種化學物質，名叫「次氯酸」。次氯酸不穩定，在分解的時候，具有殺菌消毒的作用。用這麼潔淨的自來水反覆淘洗後的米自然也很乾淨，煮起飯來省事、省時又方便，這種沿用了幾代人的煮飯方法已經成了習慣。

反方：日常煮飯用自來水不好。用自來水煮飯，雖然生活中很常見，但是水中的氯會破壞米中的維生素B_1，維生素B_1的損失率大約在30%左右。維生素B_1做為人體所需的重要元素，它以輔酶形式參與糖類的分解和代謝，在人體內可以保護神經系統；還能促進腸胃蠕動，增加食慾。當人體缺乏維生素B_1時，會引起多種神經炎症，如腳氣病菌。所以在煮飯的時候應該使用燒開的水，因為燒開的水中的氯氣已經蒸發掉了。

最終裁決：科學煮飯才能保持身體健康，為了保持米中的維生素B群不受破壞，以防止人體因缺乏維生素B而患病，煮飯不要反覆淘米，放棄用自來水煮飯的習慣改用燒開的水，盡量別放鹼。

健康重點：淘米時，一般用清水淘洗兩遍就能乾淨，其間沒必要用手使勁揉搓。鑑於米的吸水率最大的時候是在浸泡兩小時後，所以，煮飯前先將米浸泡兩小時，然後再煮為好。這樣不但時間可節省40%，米中的維生素B_5損失也會較少。另外，煮飯、煮粥、煮豆、炒菜的時候放鹼也是不科學的，因為鹼容易加速維生素C及維生素B群的破壞。其中，維生素B_1、B_2怕熱，在鹼的作用下會更怕熱，溫度稍高更容易被破壞。

選購訣竅：優質米的顆粒整齊，富有光澤，乾燥無蟲，聞之有股清香味，品質差的米顏色發暗，碎米多，潮濕而有霉味。特別要注意的是米若成淡黃色，即為黃變米，這是因為在儲存過程中由於米自身水分含量高，在酶的作用下產生熱，致使黴菌繁殖出現黴變現象。黴菌中包含真菌產生的黃麴黴素，使人中毒是誘發肝癌的主要危險因素之一。購買時一定要慎重。

2 切菜

炒菜，自然要切。炒得一手美味佳餚的人都知道，炒菜的色、香、味和營養價值，其實和許多方面有關，且不說切菜時切塊、切條、切方、切斜有學問，就是洗菜，也是很有講究的。

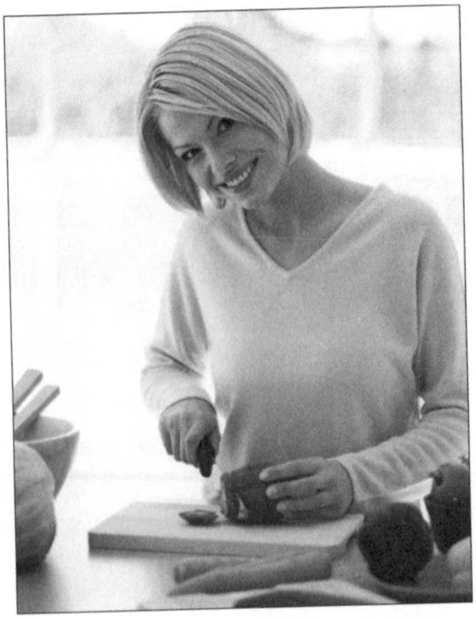

爭議焦點　切好再洗菜還是先洗菜再切？

正方：做菜的時候先切後洗，既可以節省時間，又節約水。另外早早把菜切好，等快到吃飯時再一氣炒好，讓切好的菜等人，會節約很多時間。所以，先切菜後洗菜是有一定的道理的。

反方：做菜最好的辦法是先洗後切，生活中先切後洗的方法不正確。因為切好的蔬菜再用水沖洗或者浸泡會使其所含的營養成分大量流失。如果把切好的馬鈴薯、蘑菇等塊莖類蔬菜切好後浸泡在水中，就會流失很多營養成分。

蔬菜在生長過程中，由於表皮有一層保護層，即使被雨淋或水洗時，這些營養物質也不會溶於水而流失掉。但是，蔬菜切開後，這保護層就不起作用了，蔬菜中維生素C等營養物質就大量溶於洗菜水中，白白浪費掉。而且維生素C化學穩定性差，易氧化，蔬菜切開後，刀口處維生素C與空氣接觸時易被氧化，而且切好的蔬菜放置時間越長，被氧化的程度越強，還是現切現烹為好。

最終裁決：蔬菜是維生素和礦物質的主要來源，蔬菜中的這些營養物質極易溶於水，遇熱、遇光容易被破壞。所以，蔬菜應該先洗後切，更不宜把切碎的蔬菜長時間浸泡，以減少水溶性維生素的流失。

健康重點：切菜時不要將切生肉的刀和砧板再用來切已經加工好的熟食或者已經洗好的涼拌菜，這時生食殘留的細菌就會交叉感染到熟食上，食用後易引起腹瀉、痢疾、腸炎等腸胃疾病，所以，平時就應注意切生菜的用具和切熟菜的用具區分開，單方單用，以保障身體健康。

3 調味料

中餐菜餚深受歡迎的主要原因之一是調味品豐富，所謂調味品也叫調味料或佐料。我國常用的調味品按味的不同大體可分為七大類：鹹味類，如食鹽、醬油等；甜味類，如食糖、甜麵醬等；酸味類，主要是醋；鮮味類，如味精；辣味類，如辣椒、胡椒、芥末、咖哩粉等；異香味類，如料酒、花椒、桂皮等；苦味類，如肉桂、豆蔻、陳皮等。有人認為調味料的使用是一件很輕鬆的事情，只要熟悉了調味料的作用就好了，其實不然。

爭議焦點 **隨意放調味料。**

正方：炒菜的時候，可以直接把醬油倒進鍋裡；鹽和味精是在蔬菜放入不久就要緊跟著放進去；在製作甜味菜時，糖和鹽幾乎是同步放入。

反方：炒菜的時候，為了保持醬油的營養不被破壞，應該在菜起鍋前放入醬油；當味精受熱到120°C以上時，就會變成焦化谷氨酸鈉，這樣不但失去鮮味，還有毒性，因此，味精最好在菜炒好起鍋時加入，不要提前；用沙拉油、菜籽油炒菜的時候，為減少蔬菜中維生素的流失，一般應等菜將要熟了時再放鹽；用花生油做菜的時候，由於花生油極易被黃麴黴菌污染，故應該先放鹽炸鍋，這樣可以在一定程度上減少黃麴黴菌毒素對人體的傷害；用葷油做菜，可先放一半鹽，以消除葷油中有機氯農藥的殘留量，而後等菜將熟時再加入另一半鹽；在烹飪肉類菜餚時，為使肉類炒得更鮮嫩，在菜炒至八分熟時放鹽最好。

最終裁決：調味料具有除腥、去膻、解油膩、提味、增色、改善風味等作用。醬油和味精應該菜起鍋前放入，糖和鹽一同使用時，最好先放糖後放鹽。為了正確使用調味品，使調味品有不錯的調味作用，使用時應掌握以下原則：根據食材的性質進行調味，比如烹飪腥膩氣味較重的食物時，則應適當多放一些能解除腥膩的調味品；要根據烹調方法的不同，適當投放調味品，如清燉的菜餚與紅燒的菜餚放調味品的時候就要區別對待；個人喜好不同調味的方法也要不同，根據用膳者的口味，準確、合理使用調味品，使用膳者滿意；季節的變化對口味有很大的影響，所以要根據季節的不同來調味。一般來說，冬季口味偏重，夏季口味則偏清淡。

烹飪技法：

①巧用「十三香」。調味佳品「十三香」指：肉桂、肉寇、大料、陳皮、花椒、丁香、良薑、砂仁、木香、茴香、白芷、三奈、紫寇。燉肉時用陳皮，香味濃郁；吃牛、羊肉加白芷，可除膻增鮮；自製香腸用肉桂，味道鮮美；做素菜用花椒，香氣橫溢；燻肉燻雞用丁香，回味無窮。

②巧用蔥、蒜、薑調味。蔥、蒜、薑等辛辣調味品內含有揮發性很強的香精油，食用後具有殺菌和調味的雙重功效。為使這幾種調味品充分發揮作用，一定要懂得燉煮作湯時，它們需要較長時間的水解反應，才能使呈現結合狀態存在的香精油成分散發出香氣；熗鍋炒菜時，一定要利用高溫才能使香精油溶於油中，讓菜餚香味撲鼻。

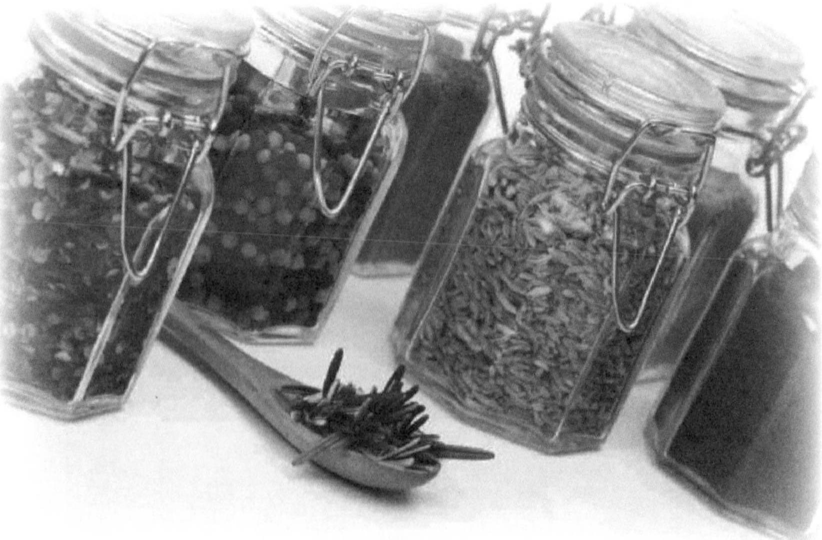

4 紅燒茄子

一提到茄子，大家就會想到日常生活中那道風靡餐桌的紅燒茄子。喜歡紅燒茄子的人可不在少數，從飯店的點餐率就可以看出來。任何一種事物被人喜歡都是有理由的，紅燒茄子除了味道鮮美外，還在於它有豐富的營養。

爭議焦點　茄子用紅燒的烹飪方法科學嗎？

正方：茄子的營養價值很高，茄子蛋白質及鈣含量比番茄高出3倍多，最吸引人的是茄子含有西藥維腦路通的主要成VitP，據測算，每100克茄子含有720毫克VitP，經常吃茄子對防治高血壓、動脈粥樣硬化、心血管疾病、壞血病等都有一定的食療作用。中醫認為茄子能夠清火，大便乾結、痔瘡出血者食用後很有利。所以很多人喜歡吃茄子，特別是老年人。人們食用茄子大都選擇紅燒是有一定的道理，因為這種吃法更加增進了食慾，而且味道著實不錯。

反方：日常生活中很多人都喜歡吃紅燒茄子，這種吃法是不科學的。茄子營養價值很高，但是在烹飪過程中極容易流失。茄子紅燒的味道很美，但是在烹飪的過程中茄子要先過油，而且過油的時候由於油溫很高，導致維生素大量流失。一旦油溫過高，會形成苯並芘、揮發性亞硝氨、雜環氨類等化合物的油煙氣，有致病、致癌的危險。

最終裁決： 為了降低血液中的膽固醇，茄子應該低溫烹煮，在燒之前可以烹煮幾分鐘，以減少用油量。掛糊上漿後炸製能減少茄子有效成分的流失。或者乾脆就選擇蒸茄子，然後涼拌的形式，這樣不但吃起來清淡，而且營養成分也不會流失。

健康重點： 茄子富含維生素P，紫色表皮與白色茄肉連結處是茄子中的維生素P最集中的地方，因此，很多人吃茄子去掉皮的習慣應該改正了，最好食用茄子時連皮一起吃。

選購訣竅： 挑選茄子主要看老、嫩，茄子的老、嫩對於品質好壞影響很大。判斷茄子老、嫩可以透過看茄子的眼睛「大小」。茄子的「眼睛」長在茄子的萼片與果實連接的地方。在那裡有一個白色略帶淡綠色的帶狀環，就是「眼睛」。眼睛越大，表示茄子越嫩；眼睛越小，表示茄子越老。嫩茄子營養價值和營養成分有保障，所以買茄子要挑眼睛大的買。同時，嫩茄子用手握有黏滯感，握起來發硬的茄子是老茄子。外觀亮澤表示新鮮程度高，表皮皺縮、光澤暗淡說明已經不新鮮了。茄子的最佳消費期為五、六月份。

5 儲存皮蛋

在蛋的家族中，有一種蛋風味獨特，被很多人所喜歡，它就是鴨蛋經過特定程序用石灰等原料醃製後加工而成的皮蛋。皮蛋是中國傳統的風味蛋製品，早在200多年以前這種再製蛋的加工技術就已經被人民所熟練。皮蛋不僅為國內廣大消費者所喜愛，在國際市場上也享有盛名。皮蛋又叫松花蛋、彩蛋、變蛋或泥蛋等，因蛋白中常有松針狀的結晶或花紋而得名。它的質地堅實，味道濃郁而略帶腥味，是中國的美食，通常去殼切片後蒸煮，並放涼供食。

爭議焦點　皮蛋可不可以放在冰箱中儲存？

正方：製作皮蛋時會產生大量的鉛，經常食用容易引起鉛中毒。所以，在日常生活中，為了減少鉛的攝取量，皮蛋每次只是食用少部分便放進冰箱裡保存，甚至冷凍起來，以防保存時間過長而發生變質。

反方：皮蛋在加工過程中需要用石灰等鹼性物質浸泡，蛋的內容物都凝結成了膠狀體，含有水分70%左右。如果放入冰箱冷凍，水分會逐漸結冰，再拿出來吃時，冰會逐漸融化，原來的膠狀體就變成了蜂窩狀，皮蛋特有的風味也就改變了。看上去色澤變黃，吃起來口感變硬，和正常皮蛋難以相比。所以，皮蛋不適宜放入冰箱儲存。

最終裁決：皮蛋最好還是現吃現買，一次不要買太多，以免保存時還得放進冰箱，影響風味。皮蛋不要食用過多，因為食用過多，會導致高血壓，加重腎臟負擔，導致鼻咽癌。

營養功效：皮蛋較鴨蛋含有更多的礦物質，脂肪和總熱量卻稍有下降，在食用的過程中比鴨蛋更能刺激消化器官，增進食慾，促進營養的消化與吸收，而且具有潤肺涼腸、養陰止血、止瀉降壓之功效，適量食用皮蛋還有提高智商、保護大腦的功效。

選購訣竅：皮蛋的蛋皮呈現灰白顏色並帶有少量灰黑色斑點的為最好，皮色越黑則品質越差；挑選的時候把蛋放在手中上下輕輕掂起，當皮蛋落下時顫動感帶有彈性的比較好，而且彈性越大越好；用食指敲打皮蛋的小頭，手指感到有彈性顫動的為好。

6 植物油的吃法

當「三高」（高血壓、高血糖、高血脂）和「三病」（糖尿病、心臟病和癌症）越來越威脅著人們健康的時候，更多關切的目光都集中到了日常用油上，很多人一想到肥肉、動物油就會害怕，怕攝取過多動物脂肪會導致高血壓、高血脂，身體肥胖，引起動脈硬化、冠心病等。有的人遠離了動物油甚至動物脂肪，只進食植物油，那麼這種做法是否真的能夠減少目前流行的「富貴病」呢？

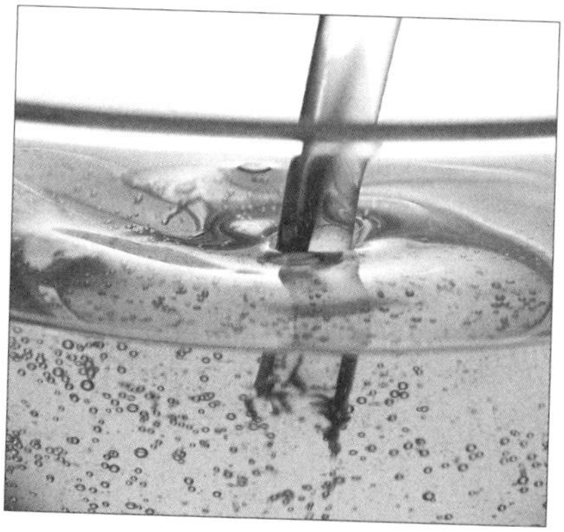

爭議焦點　只吃植物油不吃動物油的做法可取嗎？

正方：植物油主要含有維生素E、K，礦物質鈣、鐵、磷、鉀等，植物油中大量的不飽和脂肪酸對各種心血管疾病、兒童大腦發育和骨骼生長以及胎兒的正常發育都達到良好的效果，而動物油容易導致心血管疾病，因而為了保障身體健康應該多吃植物油。

反方：只吃植物油不吃動物油的做法是不正確的。

①如果長期過量食用植物油，會增加結腸癌和乳腺癌的發病率，同時因為過氧化物在身體內的殘

留還會引起動脈硬化、腦血栓等疾病。

②動物油在肥肉中含量較高，不管人們對動物油的認知如何，其實動物油中很多營養成分對人體健康是十分有益的，比如肥肉中的雙碳多烯酸為長鏈不飽和脂肪酸，這種物質與人體神經系統及大腦組織的生長發育息息相關，對膽固醇堆積、血小板凝集都有預防作用，而這些功效正是植物油所欠缺和不能代替的。

最終裁決：食用油包括動物油和植物油大都是由飽和脂肪酸、單不飽和脂肪酸與多不飽和脂肪酸組成的，只是含有這3類脂肪酸的比例不同而已。如果說某些油脂對人體健康有益而無害，或者是某些油只有害而無益，這些說法都是片面的。各種食用油在適量攝取的大前提下，應該「葷素搭配」更為適宜。科學食用食用油的方法應改變長期食用植物油的習慣。在日常烹製食物時，不妨增加動物油脂的使用量。在一般情況下，用1份植物油配以0.7份動物油脂為最佳。

健康重點：氫化油是一種食用油，在日常生活中隨處可見，它就是含豐富不飽和脂肪酸的植物油經過加氫、過濾、脫色、脫臭等過程處理而成。對人體健康的主要危害是：增加血液黏稠度和凝聚力，對血栓的形成有促進作用；提高低密度脂蛋白膽固醇，降低高密度脂蛋白膽固醇，對動脈硬化有促進作用；還會增加II型糖尿病和乳腺癌的發病機率；

嬰幼兒和青少年食用後，會影響正常的生長發育，並可能對中樞神經系統的發育產生不良影響。

烹飪技法：炒菜時油溫不宜過高，因為油溫超過攝氏200度，不僅油中所含的脂深性維生素破壞殆盡，人體所需的各種脂肪酸也遭到大量氧化，這就降低了油的營養價值。同時，當食物與高溫油接觸的瞬間，食物中的各種維生素，特別是維生素C會遭到大量破壞，造成營養流失。另外，油溫過高使脂肪氧化產生一種「丙烯醛」的氣體。它對鼻、眼黏膜有強烈刺激作用，使人流淚、嗆咳，甚至造成頭暈、噁心、厭食等不良反應。油煙中含有致癌物——苯並芘，苯並芘可導致人體細胞染色體的損傷，長期吸入可誘發肺臟組織癌變。

選購訣竅：鑑別植物油時可以透過聞聞氣味、看看狀態的方法。用手指蘸一點油抹在掌心，搓開後聞其味，品質優良的油不應有異味。好的植物油看上去應該清晰透明，不渾濁，無沉澱，無懸浮物。花生油在遇冷的時候會有乳化現象，屬正常。各種植物油的顏色是不一樣的，花生油一般呈淡黃色或橙黃色，色澤清亮透明，晃蕩的時候油沫呈白色大花泡狀。菜籽油一般呈金黃色，油沫發黃稍帶綠色，花泡向著陽光時有彩色。沙拉油一般呈黃色或棕色，油沫發白，晃蕩出來的花泡顯得很完整。棉籽油一般呈橙黃色或棕色，油沫發黃，小碎花泡。葵花籽油油質清亮，呈淡黃色或者黃色。總而言之，優質油一般無沉澱物，並且沉澱物越少的油品質越好。最後，還要再看看產品的生產日期和保存期限。

7 煮熟的雞蛋在冷水中冷卻

有一個小故事講的是一個中國人和一個德國人煮雞蛋，與中國人相比，德國人節約了4／5的水、2／3的火，同時還讓雞蛋達到了最佳的營養狀態。這則小故事曾給各行各業的人們帶來了各種思考，其中，有一個細節引發了爭議。那就是雞蛋煮熟後，德國人放在冷水裡冷卻。

爭議焦點　煮熟的雞蛋能不能放在冷水中冷卻？

正方：人們習慣煮熟的雞蛋放到冷水中冷卻，這種做法並不科學，原因在於雞蛋的蛋殼內有一層保護膜，當雞蛋煮熟以後，保護膜已經被破壞，如果把煮熟的雞蛋放入冷水中，雞蛋整個蛋體會發生猛烈收縮，蛋白與蛋殼之間就會形成一個真空空隙，存在於水中的細菌、病毒很容易被負壓吸收到蛋體內這層空隙中，使煮熟的雞蛋沾染細菌。

反方：雞蛋煮熟後撈出來放到冷水中，這樣冷卻雞蛋不失為一個好方法。因為不僅使雞蛋涼得快，而且操作起來方便節省時間。

最終裁決：雞蛋煮熟後為了保持雞蛋的衛生不要放在冷水中冷卻，為了使雞蛋煮熟後容易剝殼，可以在煮蛋時放入少許食鹽，這樣煮熟的蛋殼就很容易被剝掉。或者在煮雞蛋前將雞蛋放入冷水裡浸濕，然後再放進熱水裡煮，蛋殼不但不會破裂而且很容易剝下。

烹飪技法：吃雞蛋，方法很多，但是訣竅也很多。

①煮雞蛋時一定要掌握好時間，一般以8～10分鐘為宜。如果煮得生，蛋白質沒有凝固，不易被人體消化與吸收。如果煮得老，蛋白質就會變得緊密，也不易被消化與吸收。

②煎雞蛋講究火候，一般用中火，不要用大火。因為如果溫度過高，雞蛋中的蛋白質就會被破壞分解。如果雞蛋熟後顏色深，煎得焦脆，那麼營養流失就會更嚴重。但是也不要火太小，煎得時間相對長，水分流失也會較多，煎出的雞蛋發乾也不好吃。

③蒸蛋的時候一定要注重攪拌。攪拌時，應使空氣均勻混入，切忌不要在攪蛋的最初放入油鹽，這樣會破壞雞蛋的蛋膠質，蒸出來的蛋也會粗硬；一般攪勻蛋液後再加入油鹽，略攪幾下就入蒸鍋，蒸熟的蛋就會很鬆軟。

④蛋花湯在生活中經常吃，煮蛋花湯時在湯滾之際加幾滴醋，這個小訣竅將使蛋液一入鍋即呈現漂亮的蛋花了。

8 燜煮綠葉蔬菜

綠葉蔬菜被人們稱為人體健康的「清道夫」，綠葉蔬菜最顯著的特點就是富含維生素等多種營養物質，所以，深受人們的喜愛。科學研究證實，經常吃蔬菜的人，特別是菠菜、芥菜等綠葉蔬菜，就會減少患皮膚癌的風險，而且整個人看起來會很年輕，原因在於綠葉蔬菜的有效成分還能夠幫助身體組織產生新的皮膚細胞，促進人體的新陳代謝。日常生活中每個人都喜歡富有生命力的綠顏色，當餐桌上充滿了綠色的時候，很多人也為此食慾大增。

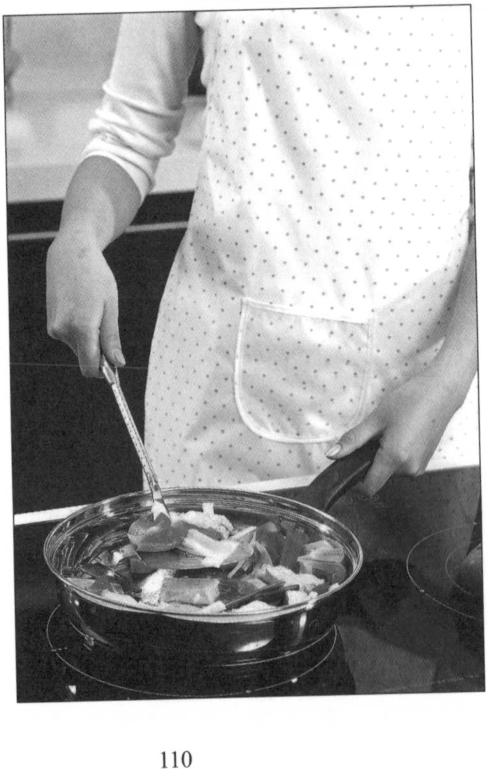

爭議焦點　燜煮綠葉蔬菜是否有利於身體健康？

正方：綠葉蔬菜是人們日常餐桌常見的美味，綠葉蔬菜中富含維生素C、B和胡蘿蔔素，還含有豐富的無機鹽，達到維持人體酸鹼平衡的作用，很多喜歡吃燉菜的人，自然不會放棄對綠葉蔬菜的燜煮。

反方：雖然燜煮食品有利於身體健康，但是綠葉蔬菜不適合燜煮。因為燜煮食品很容易時間過長，當綠葉蔬菜烹調時燜煮時間太長，就會使蔬菜中的硝酸鹽還原成亞硝酸鹽，人體食用後會引起中毒。因為亞硝酸鹽進入血液後，就會發生氧化還原反應，使血液中的低鐵血紅蛋白，被氧化成高鐵血紅蛋白，進而失去運送氧氣的能力，導致身體內各組織缺氧。如果人體內有20%的血紅蛋白被轉變為高鐵血紅蛋白，那麼就會造成身體組織缺氧，人體就會產生「窒息」。所以，食用燜煮時間過長的綠葉蔬菜對身體有害。

最終裁決：為了預防綠葉蔬菜中的硝酸鹽轉變成亞硝酸鹽，綠葉蔬菜不要燜煮或者燜煮時間不要過長。值得一提的是，即便炒綠葉蔬菜時，也切忌加蓋燜。在綠葉蔬菜的烹製過程中，透過翻炒即可使其中所含的植酸、草酸受熱揮發，如果加蓋燜則會使部分植酸、草酸凝結在蓋上又返回菜鍋中，同時還會使綠葉中的葉綠素脫鎂而變成褐黃色。

烹飪技法：

①綠葉蔬菜烹飪時不能加醋。綠葉蔬菜含有葉綠素，葉綠素可以保護胃黏膜，促進腸道功能，具有很強的消除感染的能力，還能增強心臟功能。

②葉綠素一般以與蛋白質結合在一起的形式存在於蔬菜中，烹飪時會大量地釋放出來。這種情況下的葉綠素非常不穩定，如果加入醋，醋中因為含有乙酸會讓葉綠素變成「脫鎂葉綠素」，破壞了葉綠素本身特有的營養價值。

③炒菜時為了保留更多的葉綠素，也可以炒菜前將蔬菜用熱水焯一下，起鍋後再快速用冷水降溫。焯菜的過程中，在水中滴入少許油或者撒入極少的食鹼，還會使焯過的蔬菜看起來更加碧綠。

9 鐵鍋煮山楂

當現代科技使一代又一代的新產品更新換代的時候，不少人用上了不沾鍋等新品鍋，可是最後還是覺得鐵鍋做菜最好吃。雖然很重，用了一次白色鍋就會變成黑色，但是給它餵足了油水後，鐵鍋也就不再那麼飢渴，鍋底油晃晃的炒出菜來又香，又好吃，胃裡是一種熨貼過一般的妥貼和舒服。

爭議焦點 鐵鍋煮山楂是否適宜？

正方：鐵鍋可以煮山楂。在烹飪的時候，用鐵鍋味道最好，而且那種以鑄造方法製做的最佳，由於鑄鐵鍋身較厚，儲熱量自然特別好，在烹飪的過程中，當菜料下鍋前如果油鍋的儲熱量多，菜下鍋後就能維持較高的溫度，這種情況下炒出的菜餚不僅色、香、味佳，而且營養成分保留得較高，這就是人們日常推崇的所謂的急火爆炒。而且長期使用鐵鍋，可有效地給人體補鐵。

反方：鐵鍋雖好，但是煮山楂不宜用鐵鍋。因為山楂含有果酸，遇鐵後會發生化學反應，將鐵溶解並產生一種低鐵化合物，食用後會發生中毒。低鐵化合物中毒的潛伏期很短，一般在食用後1小時發作。主要症狀是噁心、嘔吐、舌頭和牙齦變為紫黑色。

最終裁決：山楂最好用砂鍋煮，除了煮山楂不能用鐵鍋，煮海棠等酸性水果也不宜用鐵鍋。

健康重點：在秋季水果中山楂含鈣量最高，每100克果肉中約含鈣52毫克。孕婦和兒童對鈣的需求大，不妨在飯後吃點山楂。山楂有消除體內脂肪、減少脂肪吸收的功效，非常適合減肥人士。但是腸胃功能弱的人，長期吃生山楂會導致胃結石，增加發生胃潰瘍、胃出血甚至胃穿孔的風險。因此建議，最好將山楂煮熟或泡茶吃。

烹飪技法：煮綠豆忌用鐵鍋，因為綠豆皮中含有單寧質，遇到鐵後會發生化學反應，生成黑色的單寧鐵，綠豆的湯汁也就成了黑色，不僅顏色和味道大打折扣，而且影響人體的消化與吸收。

10 燉魚加調味料

魚類肉質鮮嫩，營養豐富，是日常餐桌上一道受人喜歡的佳餚。魚的烹飪方法很多，紅燒、清蒸、清燉都是日常常用的食用方法，無論哪種燉法，味道鮮美是食慾大增的重要條件。烹飪出來的菜餚，鮮美的味道除了食物自身散發出來的，還有調味料賦予的，那麼，在燉魚的過程中，調味料應該怎麼使用才能使魚味道鮮美呢？

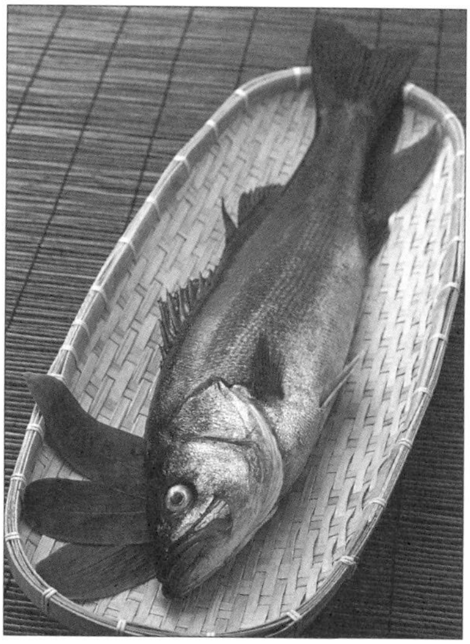

爭議焦點 燉魚的時候用不用加調味料？

正方：燉魚的時候不要加調味料。因為魚肉本身已經具有鮮美的滋味，喜歡吃魚的人也是被魚特有的鮮美味道所吸引，所以沒有必要再加入花椒、豆蔻、味精等調味料，否則會影響魚肉的滋味。

反方：很多家庭在燉魚的時候都會使用一些調味料，有的是自己調配的，有的是從市場直接購買的燉魚專用調味料。做菜自然就要加調味料，調味料能夠給菜餚帶來鮮美的味道。

最終裁決：魚類本身有腥味，對魚類進行烹調時先加料理酒和食醋醃製一下。魚體中的腥味物質三甲胺易溶於酒精，又能和食醋中的醋酸中和，只要在烹調前將魚再清洗一次，便可減輕魚體腥味。

健康重點：燉魚的時候由於火候掌握不好，常常會出現魚燒焦的情況。眾所周知，魚類含有豐富的蛋白質，如果在烹調時不慎將魚燒焦了，魚含有的高分子蛋白質就會裂變為低分子的氨基酸，這些低分子的氨基酸再經過組合，常常可形成能引起人「致突變」的化學物質。所以，一旦吃了這種燒焦的魚，就很有可能產生遺傳上的毒害，甚至影響自己的下一代，所以燒焦的魚千萬不要吃。

特別提醒：生活中有些人不能吃魚，否則會帶來健康隱患。魚類含有嘌呤類物質，痛風就是由於人體內的嘌呤代謝發生紊亂而引起的；患有血小板減少、血友病、維生素K缺乏等出血性疾病的人治療期間要少吃或不吃魚，以免加重出血性疾病患者的出血症狀。肝硬化病人如果食用沙丁魚、青魚、金槍魚等，會使病情急劇惡化，猶如雪上加霜。另外，結核病人也不宜吃魚。

選購訣竅：由於化學物質的污染，有的魚體內已經帶毒。人如果吃了這些有毒的魚，也將會中毒，甚至致畸、致癌。被嚴重污染的魚，形態不整齊，頭大尾小、脊椎彎曲甚至出現畸形，眼睛渾濁，失去正常的光澤，有的甚至向外鼓出，魚鰓不光滑，較粗糙，呈暗紅色。氣味異常，散發出大蒜氣味、氨味、煤油味、火藥味等不正常的氣味。

11 油炸香腸、火腿、鹹肉

香腸、火腿、鹹肉是日常生活中深得人們喜歡的熟肉製品，油炸之後的味道又如何呢？各式各樣刺激性調味料的加入，肯定會更勝一籌。在城市的街頭、市場、學校等人口流量多的地方經常可以見到移動性的路邊攤，路邊攤前常常有人群圍攏購買，一根竹籤一片肉或者一根竹籤一條香腸，給匆匆的行者緩解了飢餓的煩惱，但是也帶來了健康的隱患。

爭議焦點 油炸香腸、火腿、鹹肉該不該吃？

正方：香腸、火腿、鹹肉是生活中的美食，油炸後味道更加鮮美，路邊油炸香腸、火腿、鹹肉的誘人氣味更能刺激人們的食慾，常常使人胃口大開。

反方：

①油炸香腸、火腿、鹹肉存在健康隱患，不要購買。賣這些食品的小攤販大多設在來往行人很多、汽車廢氣瀰漫、空氣污濁嚴重的路邊，這種地方製作出來的食品極易受到污染。

②香腸、火腿、鹹肉等熟肉製品往往含有微量的亞硝氨，它們經過熱油的煎炸後，就會產生一種叫亞硝基吡咯烷的物質，這種物質可以致癌。

③路邊賣油炸製品的小攤販往往設備簡單，大都一個平底鍋，一些加熱設備，在鍋裡倒入一點油

就料理起來，這種料理過程往往是在空地連續進行，且不去討論這些熟肉製品的品質如何，單就這樣反覆煎炸，在持續高溫下的油產生的一些致癌物質，特別是強致癌物「丙烯醯胺」，就會大大損害人體的健康。

④很多煎炸後的製品是用竹籤來吃的，有的小攤販使用的竹籤不但不衛生，而且常常重複使用，極易造成疾病的交叉感染。這時再看經營者的雙手，收、找完錢後立即投入「現場加工」製作，弄火、連接竹籤和食品、拿錢都是那雙裸露的雙手，也會污染食品。

最終裁決：所以，為了身體健康，油炸火腿香腸一定要慎吃，路邊的油炸火腿香腸更不要吃！如果實在餓了，還是去衛生環境佳的地方用餐。

健康重點：油炸食品酥脆可口、香氣誘人，但是如果食用過量非常不利於身體健康。油炸食品含有致癌物質，有調查顯示，經常吃油炸食物的人，某些癌症的發病率遠遠高於少吃油炸食物的人群；對未成年人來說，經常吃油炸食物還會影響智力發育；食物經過油炸後會造成營養流失，油炸食物的油的營養成分也遭到了破壞，導致偏好油炸食物的人發生營養缺失；有些人吃過油炸食物之後，會感到不舒服的飽脹感，這是因為食物經過油炸後表面被大量的油脂包裹，在胃裡停留時間會變長，不易被腸胃消化，更不利於對食物營養的吸收；食物經過油炸後維生素、微量元素等含量很低，脂肪、糖和氧化物質含量卻很高，如果過分貪吃油炸食物，極易導致肥胖。

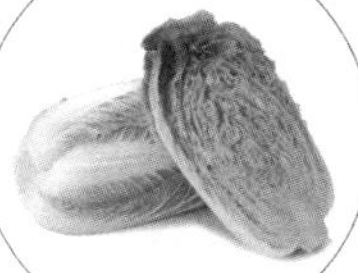

12 熱水解凍肉

給凍肉解凍是生活中一件常見的事情，也是一件讓人頭痛的事情。特別是家裡臨時來了客人，在事先沒有準備的情況下，面對硬邦邦的凍肉很多人會想到熱水。熱水給人們的生活帶來了健康、方便和舒適。於是，靈機一動，就選擇了用熱水解凍！生活是一門學問，很多時候會發生欲速則不達的事情，也許很多人都不會料到，其實用熱水解凍效果可不像想像的那麼好。

爭議焦點　熱水解凍肉科學嗎？

正方：人們解凍肉的時候之所以選擇用熱水，這是因為人們覺得用熱水解凍會使凍肉解凍快，而且在清洗的時候還不會凍手。

反方：日常生活中很多人習慣用熱水解凍，這種方法是不正確的。

①如果把凍肉放在熱水裡解凍，因為凍肉的溫度要比熱水的溫度低，凍肉會從熱水中吸收熱量，使其外層迅速解凍很快溫度就會升到0℃以上，此時肉層之間因為溫度差距便有了空隙，整塊肉傳遞熱的性能也就下降，導致內部的凍肉不易再吸熱解凍而形成硬核。

②從營養保持方面來說，用熱水浸泡凍肉，會讓肉中的維生素流失，並很容易產生一種叫丙醛的

致癌物質，對人的身體帶來傷害。為了使凍肉科學地進行解凍，正確的方法是，用叉子沾些醋叉入肉中，或者在肉上塗一些芥末，大約30分鐘後肉便會變軟；或者提前將肉放入冷藏室，逐漸解凍後，再食用。

最終裁決：在肉的解凍方法研究上，用接近0℃的冷水解凍並清洗豬肉最好。因為凍肉的溫度一般在0℃以下，若將凍肉放在冷水中清洗並解凍，凍肉就會從水中吸熱而使冷水溫度很快降到0℃且部分水還會結成冰。不妨計算一下進行比較，1克水結成冰可放出80卡熱量，而1克水降低1℃只放出1卡熱量，那麼一盆水放出的熱量就可想而知了，當如此多的熱量被凍肉吸收後，使肉的外層溫度較快升高，內層又很容易地持續吸收熱量，這樣，整塊肉的溫度也就很快升到0℃。如此反覆幾次，凍肉就會被解凍了。從營養角度分析，這種均勻緩慢升溫的方法不僅科學性很強，而且不會讓肉中營養成分被破壞。

特別提醒：除了給豬肉解凍的時候不宜用熱水，同時清洗豬肉的時候也不宜用熱水。豬肉富含蛋白質，豬肉含有的蛋白質分為肌溶蛋白和肌凝蛋白兩種。肌溶蛋白的凝固點是15℃～60℃，極易溶於水。如果用熱水浸洗豬肉，必然會導致大量的肌溶蛋白從肉中流失，同時，其中所含的有機酸、谷氨酸和谷氨酸鈉也可能流失。所以，清洗豬肉時為了保持豬肉成分的完整，盡量不要用熱水。如果覺得豬肉真的不容易洗乾淨，清洗豬肉時，可以先將豬肉放在淘米水中浸泡5分鐘後再洗，這樣髒物就比較容易洗掉。

13 炒動物內臟

動物內臟一直是人們喜歡的食物，什麼豬肝、鵝肝、雞胗、豬肚經常被搬上餐桌。動物內臟含有豐富的鐵、鋅等微量元素和多種維生素，比如維生素A、維生素B_2、維生素D等，不僅如此，令人難以想像的是一些動物內臟比如雞胗和鴨胗，不但蛋白質含量與雞肉、鴨肉相當，而且脂肪含量僅為雞肉和鴨肉的20％，可以說極為迎合了現代人高蛋白低脂肪的飲食需求，特別是對於正在成長的兒童，尤其適合用來補充鋅。

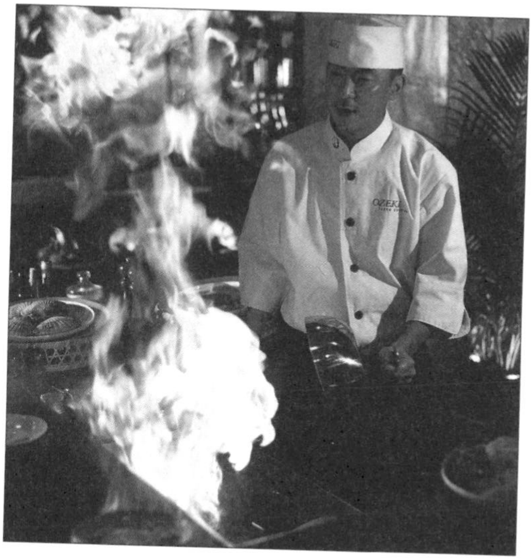

爭議焦點　炒動物內臟的烹飪方法合理嗎？

正方：吃動物內臟可以選擇炒著吃，這樣吃起來不但口感好，而且鮮香味美，尤其是動物內臟的特殊味道，在炒食中表現得更是淋漓盡致。

反方：動物內臟不能炒著吃。動物內臟如肝、肚、腸、腎、肺等常被多種病原微生物污染，也是各種寄生蟲的寄生部位。動物內臟不適合炒著吃，因為內臟不易炒熟炒透，所以難以殺死病菌和寄生蟲。如果不經意間吃了未炒熟的動物內臟，便會導致感染疾病的機會大大增加。實驗發現，豬、牛、雞、鴨等日常主要肉食來源的牲畜和禽類常常是乙肝病毒的感染者、攜帶者和傳播者。而乙肝病毒一般在煮沸10分鐘後才能被殺滅。如果烹製時間沒有達到，病菌存活的機率就會增加，因此說動物內臟不應當炒著吃。

最終裁決：動物內臟的烹製最好採用整個內臟用水長時間高溫高壓燜煮到徹底煮爛煮透後，此時寄生蟲、病菌和蟲卵已被殺死，才能避免食入後致病。

健康重點：

①很多人都喜歡吃動物內臟，吃燒烤時，豬腎更是成為很多男人的必選。也許很多人都沒有料想到，豬、牛、羊的肝、腎臟等，裡面均含有不同數量的重金屬——鎘，食入人體後很可能會造成不育不孕，如果還是抽菸者，不育機率更會提高。

②炒豬肝的時候，很多人都把豬肝炒得嫩不嫩做為衡量好吃不好吃的標準，其實這是不可取的。豬肝如果只顧鮮嫩可口，因為加熱的時間不夠就難以殺死豬肝內的某些病原菌或寄生蟲卵，這樣的豬肝食用後會誘發疾病。從器官的生理機能角度來講，豬肝是豬體內最大的毒物中轉站，做為駐體的主要解毒器官，各種有毒的代謝產物和混入飼料中的某些有毒物質最終都會聚集在

肝臟中，倘若豬在代謝過程中肝臟中的毒性物質未能排淨，或豬的肝臟解毒功能下降，一些有毒物質就會殘留在肝臟中。如果吃了含有毒物而且沒有炒熟的豬肝，對身體的傷害會很嚴重。

特別提醒：動物和魚類的身體上有些有害物質很容易被忽視，食用後會對身體帶來傷害，它們是：

豬「三腺」即豬、牛、羊等動物體上的甲狀腺、腎上腺、病變淋巴腺，是三種「生理性有害器官」。

羊「懸筋」，又稱「蹄白珠」，一般為圓珠形、串粒狀，是羊蹄內發生病變的一種組織。

兔「臭腺」是位於直腸兩側壁上的直腸腺、外生殖器背面兩側皮下的白鼠鼷腺、緊挨著白鼠鼷腺的褐色鼠鼷腺，味極腥臭，食用時如果不去除，則會使兔肉難以下嚥。

禽「尖翅」為雞、鴨、鵝等禽類屁股上端長尾羽的部位，叫腔上囊，是淋巴腺體集中的地方，因淋巴腺中的巨噬細胞可吞食病菌和病毒，即使是致癌物質也能吞食，但不能分解，故禽尖翅是個藏污納垢的「倉庫」。

魚「黑衣」是魚體腹腔兩側的一層黑色膜衣，是最腥臭、泥土味最濃的部位，含有大量的類脂質等物質。

14 煲湯

早在7000多年以前，人類就已經懂得做湯了。湯不但歷史久遠而且種類很多，細細數來，有洋蔥湯、濃肉湯、冷湯、雞湯、咖哩湯、骨頭湯、蹄膀湯、老鴨湯等等。雖然不同國家的湯的風味大不相同，但營養豐富的湯在各國人民的餐桌上都是一道亮麗的風景。

爭議焦點　煲湯只要湯。

正方：煲湯時間越長越好，經過幾個小時的熬煮後，食材中大部分的營養都已經進入湯裡，肉和湯渣都是食之無味的廢料。

反方：很多人煲湯的時候，習慣把湯渣扔掉只是喝湯。這種做法是不正確的，在煲湯的時候，無論煲湯的時間多麼長，各種食材中的營養都不能完全溶解到湯裡面。舉個例子，用肉類煲的湯，肉類中的營養能溶入湯中的最多也不超過所含營養的15%，即使煲湯的時候使用高壓

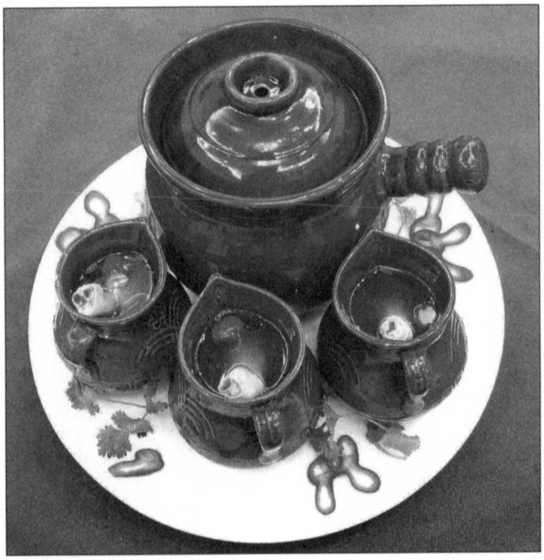

鍋，營養成分的溶解也就這個樣子了，其實剩餘的大部分營養還在食材身上，也就是通常被人們扔掉的「湯渣」中。

最終裁決：千萬不要以為只喝湯就吸收了用來煲湯食材的所有的營養成分，喝湯以後還應該把湯裡的「湯渣」吃掉。這樣滿足了人體對營養成分的吸收，又不至於造成食物的浪費。

健康重點：生活中一些消化不好的人喜歡吃湯泡飯。他們認為湯泡飯既有營養又容易下嚥。但是湯泡飯並不如人們想像中的可以減輕腸胃的負擔，湯泡飯鬆雖然軟易吞嚥，但是往往未經唾液的消化過程就把食物快速吞嚥下去，給胃增加了消化負擔，容易導致胃病的發作。同時因為湯泡飯沒有經過咀嚼，舌頭上的味覺神經沒有收到刺激，胃和胰臟產生的消化液較少，造成吃進的食物不能被很好的消化與吸收。

特別提醒：傳統的煲湯時間是「煲三燉四」，其實改為「煲二燉三」更為合適，如果是製作魚湯，煲一個小時的時間就足夠了。因為煲湯不是時間越長營養越好，如果煲湯煲得時間太久，嘌呤溢出就多，喝了這樣的湯易引起高尿酸血症，痛風患者喝了痛風比較容易發作。煲的時間越久湯就越濃，就越容易刺激胃酸的分泌，對於胃部有疾病的人比如胃酸過多、胃潰瘍、胃竇炎或近期有胃出血病史的人非常不利。

15 煮粥

喝粥可以幫助消化、調養腸胃、增強食慾、補充體力、預防感冒、防止便秘、防止喉嚨乾澀、延年益壽……真是數也數不清。喜歡喝粥的人總是苦於不能煮出令自己滿意的粥，其實煮粥是有學問的，要想煮出一鍋好粥，還需要掌握正確的煮粥方法。

爭議焦點 煮粥放鹼。

正方：吃粥的時候很多人都有這種感覺，那就是不放鹼的粥就是不如放鹼的粥吃起來香。其實這是有一定的原因，主要是因為用來做粥的穀物中的澱粉，是以澱粉粒的形式存在，米粒的外層由含蛋白質的膜包裹著。如果在煮的過程中，這層膜不被充分破壞，穀物含有的澱粉就不能充分溶出，進而使米粒不散、黏度不夠。而煮粥的過程中放入鹼，則情況就發生很大的變化，把其中的澱粉全部釋放出來，自然就提高了粥的黏度。

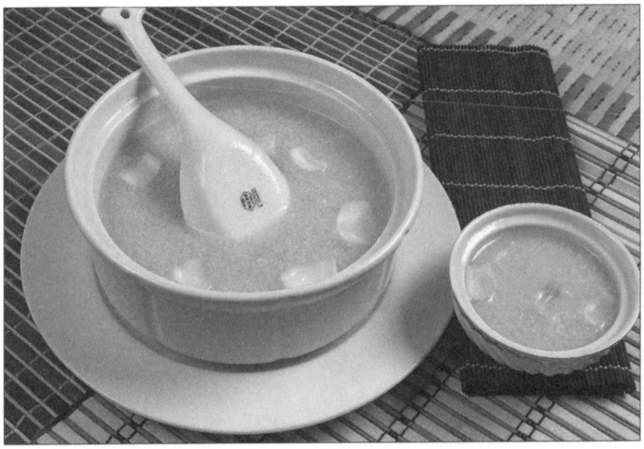

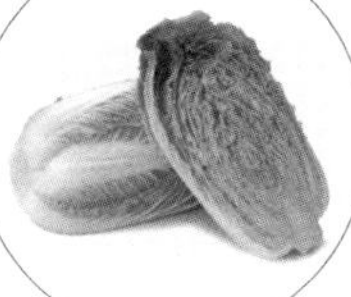

反方： 很多善於養生的人都把吃粥當成是一種很好的飲食保健方法，日常飲食中為了把粥煮得又黏又香，特別喜歡往鍋裡加點鹼。尤其是上了年紀胃口不好的人，煮白米豆粥時覺得豆子不易爛，更有放鹼的習慣。殊不知，這樣做，做出來的粥是好吃了，可是米裡面的營養成分卻減少了，這是因為鹼不但能夠破壞澱粉粒的蛋白膜，同時還會破壞米中的維生素B_1和蛋白質，粥的營養成分也就大大打了折扣。所以，煮粥不要放鹼。

最終裁決： 為了保持粥良好的營養成分，煮粥時最好別放鹼，可以放入一些碎山楂代替鹼，這樣既能讓粥又黏又香，又不會破壞粥中的營養物質。值得注意的是，煮玉米粥時可以適當地加點鹼。雖然這樣會破壞了一部分維生素B_1，但能夠讓玉米中的尼克酸大量釋放出來。尼克酸也是一種對人體健康大有益處的重要維生素，這樣做不失為科學的做法。

烹飪技法： 煮粥看似一件簡單的事情，但是也要遵照科學的方法，才能煮出味道和營養都不錯的粥。煮粥前先將米用冷水浸泡半小時，讓米粒逐漸膨脹開，當水燒開後再下米，先用大火煮開後，再轉文火也就是小火熬煮約30分鐘。開水下鍋時要攪幾下，蓋上鍋蓋至文火熬20分鐘後就可以不停地攪動，攪動時間大概持續約10分鐘，到呈酥稠狀起鍋為止。

16 冰箱裡的食物

生活中經常有這種情況，這餐吃的東西剩下了，放到冰箱裡，留到下次吃飯的時候從冰箱裡取出直接就端到餐桌上了。在很多人心中，冰箱就是「萬能箱」。冰箱是現代社會的產物，它給我們的日常生活帶來了很多方便，但是也有很多人沒有真正全面地認識冰箱，一味迷信、誇大冰箱的作用。

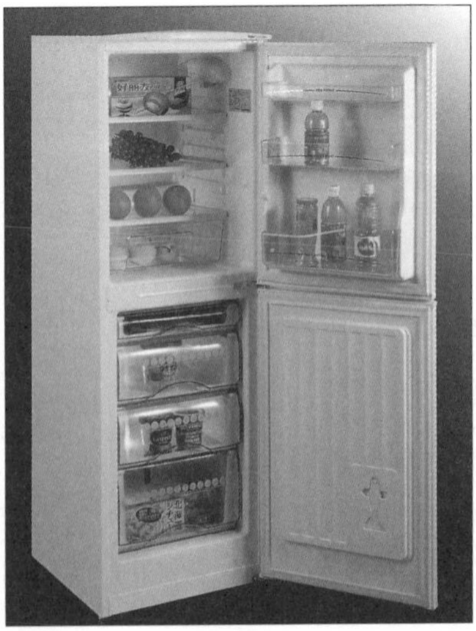

爭議焦點　冰箱裡能不能長久存放食物？

正方：冰箱的溫度比室溫低，所以冰箱有保鮮的功能，特別是冰箱的冷凍庫裡，溫度通常在零下18℃左右，在這種溫度下，一般細菌都會被抑制或殺死，所以在這裡面存放食品具有更好的保鮮作用。

反方：食物保鮮不要太依賴冰箱，如果冰箱裡的食物存放太久也會有細菌滋生。食物即使放進冰箱，仍無法避免受到細菌的侵蝕，這是因為冰箱溫度低，雖然使得大部分細菌很難繁殖，但並不能殺死已有的細菌。更重要的是有一些細菌比如耶爾森菌、李斯特氏菌，在低溫下

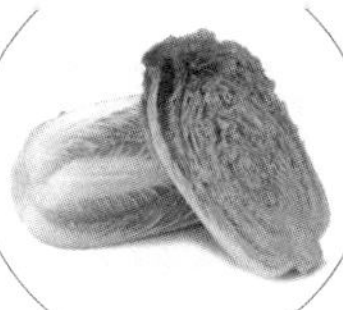

反而加快繁殖。特別是耶爾森菌在-40℃仍然能夠繁殖，冰箱是無法到這種溫度的，食用了含有這種細菌的食物會引起腹痛、腹瀉、嘔吐等症狀。

最終裁決：冰箱裡的食物取出後不宜直接食用，應該充分加熱後再吃。另外，食物放在冰箱裡不宜太久。如果貯存時間過長，既影響食品的鮮美，又易產生異味。

健康重點：

①冰箱各個部位的溫度是不一樣的，一般來說，冰箱門處溫度最高，冰箱上層較暖，下層較冷；靠近後壁處和保鮮盒處因為很少被翻動，又靠近下層，所以那裡的溫度最低。鑑於冰箱不同位置的溫度大不相同，因此擺放食物時，就要根據不同食物儲存需要的溫度來正確擺放。

②有包裝但已經開封、本身不會在一兩天內變壞的食品放在冰箱門架處。直接入口的熟食、優酪乳、甜點等放在上層靠門處。剩飯菜、剩豆漿、包裝豆製品等放在上層後壁處。各種蔬菜及蘋果、梨等溫帶水果放在下層靠門處。沒有烹飪，但又需要低溫保存的食品，或者有嚴密包裝的食品和等著慢慢解凍的食品，放在下層後壁處。排酸冷藏肉、半解凍的魚、鮮蝦等海鮮類，放在保鮮盒裡。

特別提醒：打包的食物一定要等到食物涼透後再放入冰箱，在冰箱中存放的食物當想吃的時候從冰箱裡取出來必須回鍋，以徹底殺滅細菌後再食用。另外還需要注意，打包回來的菜保存時間不宜過長，而且素菜不宜打包。

17 烹飪時油鍋太熱

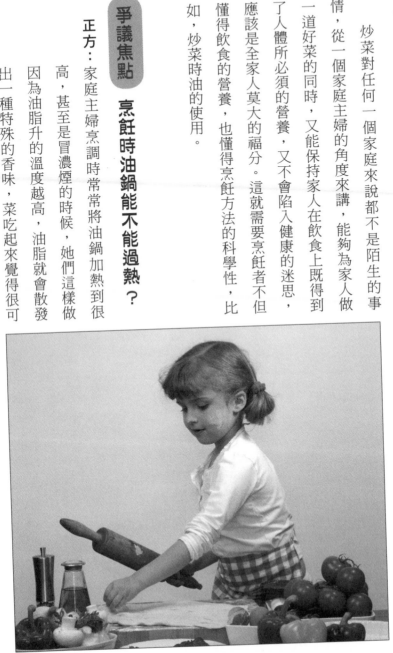

炒菜對任何一個家庭來說都不是陌生的事情，從一個家庭主婦的角度來講，能夠為家人做一道好菜的同時，又能保持家人在飲食上既得到了人體所必須的營養，又不會陷入健康的迷思，應該是全家人莫大的福分。這就需要烹飪者不但懂得飲食的營養，也懂得烹飪方法的科學性，比如，炒菜時油的使用。

爭議焦點 烹飪時油鍋能不能過熱？

正方：家庭主婦烹調時常常將油鍋加熱到很高，甚至是冒濃煙的時候，她們這樣做因為油脂升的溫度越高，油脂就會散發出一種特殊的香味，菜吃起來覺得很可

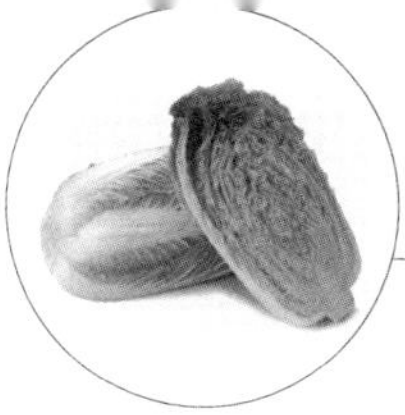

口，咀嚼起來香味更強。

反方：炒菜的時候油鍋溫度不能太熱。如果油脂加熱的溫度過高，就會產生更多的氧化物，叫做過氧脂質，這是一種對人體有害的物質，這種物質如果進入人體，使細胞膜的脂質生化性質發生改變，直接損害人體的細胞膜，增強人體患心血管疾病、結腸癌、消化道疾病的危險性。

最終裁決：烹飪方法應該是建立在對人體無害的基礎上。如果對人體有害，再好吃的烹飪方法都不值得推崇。炒菜時油鍋溫度太熱對健康不利，因此不主張這樣做。

健康重點：要達到炒菜味道更好，不把油高溫加熱也能做到。可以事先把洗好、切好的菜用滾燙的水燙一下，取出來後撒上調味料和橄欖油，這樣做的菜完全沒有脂質氧化的威脅，吃起來味道也不會差。

18 新鮮蔬菜

去市場買菜的時候，很多人都把新鮮做為選擇蔬菜的標準。如果蔬菜看上去乾枯，人們就會覺得肯定是別人挑剩下的次等蔬菜，或者是放置的時間太長了。

爭議焦點 **蔬菜是不是越新鮮越好？**

正方：新鮮蔬菜被人們青睞是有一定的道理的，大多新鮮蔬菜都外形健康，沒有受到過蟲害侵蝕，而且蔬菜特別是綠葉蔬菜越新鮮，含有的維生素量越高，對人的身體越好，買蔬菜自然是越新鮮越好。

反方：選擇蔬菜，並不是所有的蔬菜都是越新鮮越好，黃花菜在新鮮的時候含有秋水

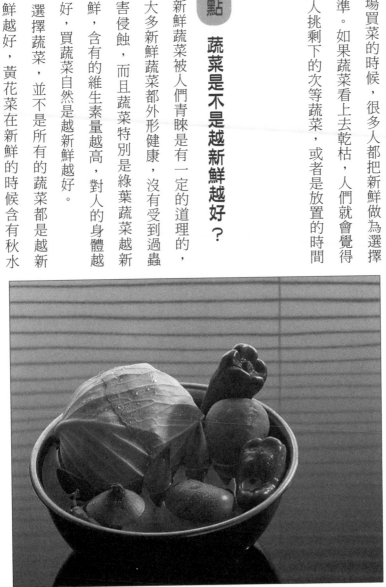

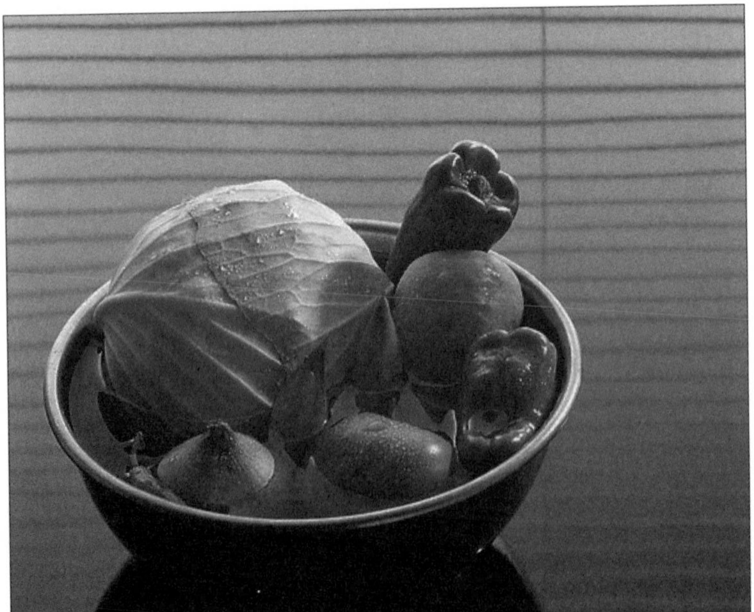

仙鹼，秋水仙鹼雖然本身無毒，但是食入人體後，在人體內會氧化成毒性很大的二秋水仙鹼。如果攝取含有3克秋水仙鹼的新鮮黃花菜，就會讓人感到噁心、嘔吐、頭痛、腹痛，而且有可能出現尿中或者便中帶血。如果透過吃新鮮黃花菜攝取的秋水仙鹼達到20克，就有致命的危險。除了黃花菜，鮮木耳也不要吃新鮮的，否則會出現水腫，嚴重的會出現皮膚壞死。

最終裁決：雖然買蔬菜越新鮮越好，但是一定要注意黃花菜、木耳等特殊情況並不是新鮮的好。研究發現，番茄、馬鈴薯和花椰菜經過一週的存放後，它們所含有的維生素C有所下降；而甘藍、甜瓜、青椒和菠菜存放一週後，其維生素C的含量基本無變化。經過冷藏保存的捲心菜甚至比新鮮捲心菜含有更豐富的維生素C。

健康重點：現在大量使用化肥和其他有機肥，特別是為防治病蟲害，經常施用各種農藥，有時甚至在採摘的前一兩天還往蔬菜上噴灑農藥，這些肥料和農藥往往是對人體有害的。食用時最好是略做存放，使殘留的有害物質逐漸分解衰減後再吃也不遲，對於那些容易衰敗的蔬菜，也應多清洗幾次才能食用。

19 燉肉突然加冷水

食材和水運用恰如其分會使得烹飪過程很順利，可是總會有「水少了或者湯少了」的時候，尤其是在燉肉或者燉排骨的時候，當煮了一段時間後，肉和排骨還沒有熟的跡象卻發現湯已經耗損很多。這時，加水是必然的選擇。

爭議焦點 **燉肉突然加冷水的做法可取嗎？**

正方：燉肉的時候，如果發現水少了，為了防止發生肉燉不熟反而燉焦的情況，可以在燉肉的時候加些冷水。

反方：燉肉的過程中發現鍋裡的湯少了，不能夠持續到肉熟的時候。有的人就會

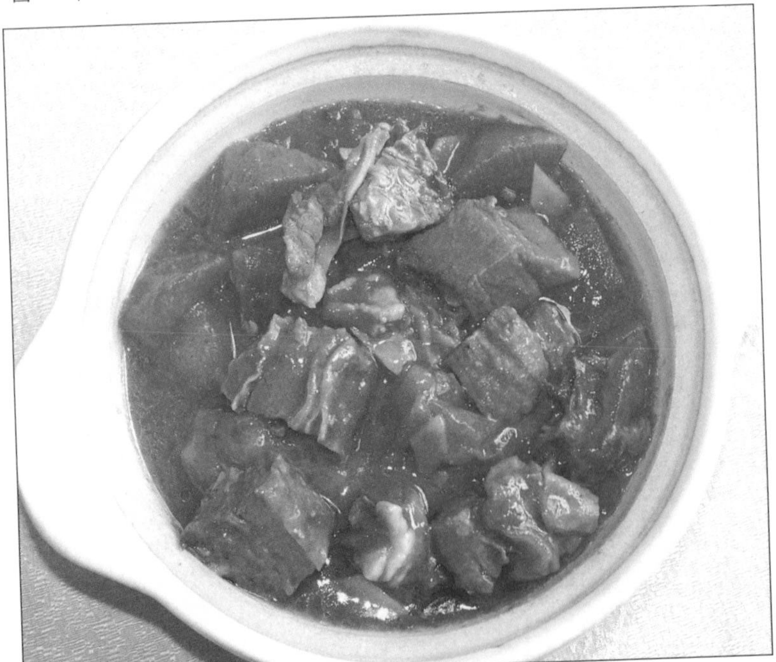

加冷水，這種做法不可取。肉中含有大量的蛋白質和脂肪，當發現湯少的時候基本上鍋已經燒開，燒煮中如果突然加冷水，會導致湯汁溫度驟然下降，蛋白質與脂肪隨著溫度的下降就會迅速凝固，肉的空隙也會驟然收縮而難以變爛，同時肉本身的鮮味也會受到影響。

最終裁決：為了保持肉燉出來鮮美易熟，燉肉時不要突然加冷水，需要時可以倒入一些開水。

烹飪技法：燉肉可以保持肉的醇香味，是許多人喜愛的食物，但是燉肉不容易熟又使人們很難耐心等待，下面介紹幾種肉類的燉法，使你可以在短時間內吃到香噴噴的燉肉。牛肉：用布包茶葉同煮；豬肉：鍋內放些山楂；羊肉：水中放食鹼；雞肉：宰雞前給雞灌一勺醬油或醋；魚肉：放幾顆紅棗，既可除腥又易熟。

20 炒菜多放雞粉

自從關於味精的各種食用禁忌走進人們的生活，人們對味精的食用也漸漸更加科學化。與此同時人們的目光也逐步轉向了雞粉，很多人甚至早已不食用味精，而只選擇雞粉。

爭議焦點　炒菜多放雞粉。

正方：很多人認為雞粉是從雞身上提取的，炒菜時多放對身體也沒有損害，而且食用起來會更鮮美。

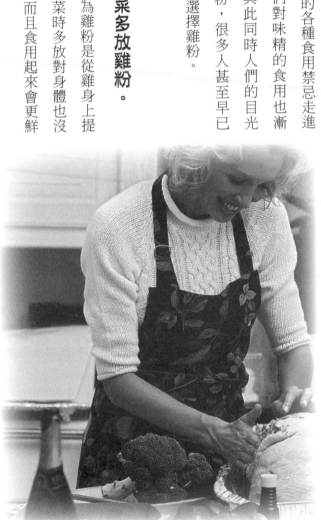

反方：炒菜為了味道鮮美，多放雞粉的方法並不正確。雞粉並不是從雞身上提取的，雞粉是在味精成分的基礎上加入了核甙酸製成的，核甙酸具有提升鮮味的作用。由於核甙酸帶有雞肉的

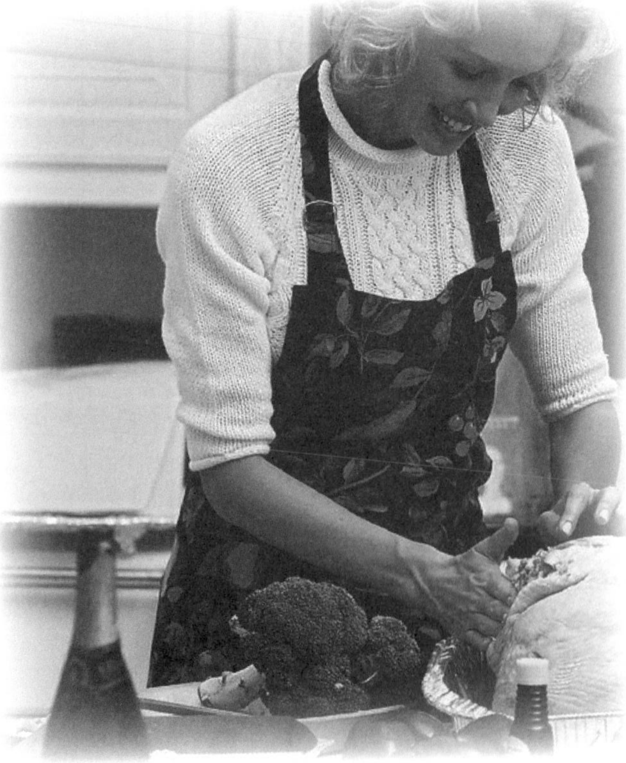

鮮味，故稱雞粉，與味精相比，雞粉只是吃起來比味精更鮮罷了。雞粉雖然對人體無毒無害，但是在烹製菜餚時，如果加入過多的雞粉，不但會破壞菜餚各種食材原有的味道而且會影響口味。

最終裁決：雞粉不是從雞身上提取的，多加雖然無礙，但也要適量。

烹飪技法：雞粉在使用中也要注意以下幾點：①雞粉中含有10％左右的鹽，所以食物在加雞粉前加鹽要適量；②雞粉含核甙酸，它的代謝產物就是尿酸，所以患痛風者應適量減少對雞粉的攝取；③雞粉溶解性較味精差，如在湯水中使用時，應先經溶解後再使用，只有這樣才能被味覺細胞更好地感知；④雞粉中含有鹽，且吸濕性強，用後要注意密封，否則富含營養的雞粉會生長大量微生物而污染食物。

21 新鮮豬肉好

買豬肉的時候，人們都習慣選購看上去新鮮或者冷鮮肉，對於凍豬肉則很少問津，因為在人們的意識中凍豬肉一定沒有新鮮豬肉好。為此，很多家庭對於豬肉也是現吃現買，很少在冰箱裡冷藏或者冷凍豬肉的。

爭議焦點 新鮮豬肉。

正方：豬肉越是新宰的豬的新鮮豬肉越好，冷凍後的豬肉沒有新鮮豬肉好，所以，買肉要買新鮮豬肉。

反方：新宰的豬肉並不好。豬宰殺後，豬肉要經過四個生理階段的變化：僵硬——成熟——自溶——腐敗。剛宰殺的豬肉還處於第一階段，肌纖維堅硬，不能保障烹飪效果，當豬肉處於第二階段時，豬肉已經變得柔軟多汁，散發出芳香氣味。

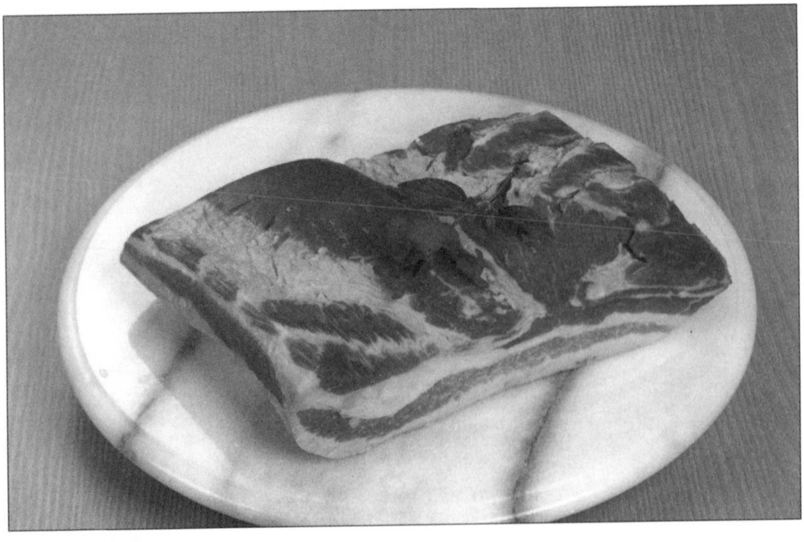

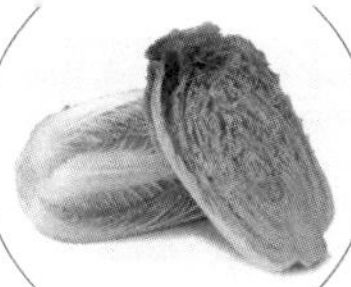

從另一個角度說，豬肉經過低溫冷凍處理後，體內的寄生蟲比如旋毛蟲、肉孢子蟲等因為只有在-15℃以下低溫下才會被殺死，所以，冷凍後的豬肉寄生蟲會減少。

最終裁決：買豬肉的時候並不是剛宰殺的才好，冷凍豬肉也沒有什麼不好，而且豬肉寄生蟲在冷凍的過程中已經被殺死大部分，相對來說更安全。

健康重點：食用豬肉後不宜大量飲茶，因為茶葉的鞣酸會與蛋白質合成具有收斂性的鞣酸蛋白質，使腸道蠕動減慢，延長糞便在腸道中的滯留時間，不但易造成便秘，而且還會增加有毒物質和致癌物質的吸收，影響健康。

美麗拍檔：豬肉與大蒜相宜。豬肉中含有維生素B_1，如果吃肉時再吃一點大蒜，可以延長維生素B_1在人體內停留的時間，這對促進血液循環以及盡快消除身體疲勞，增強體質，都有重要的作用。

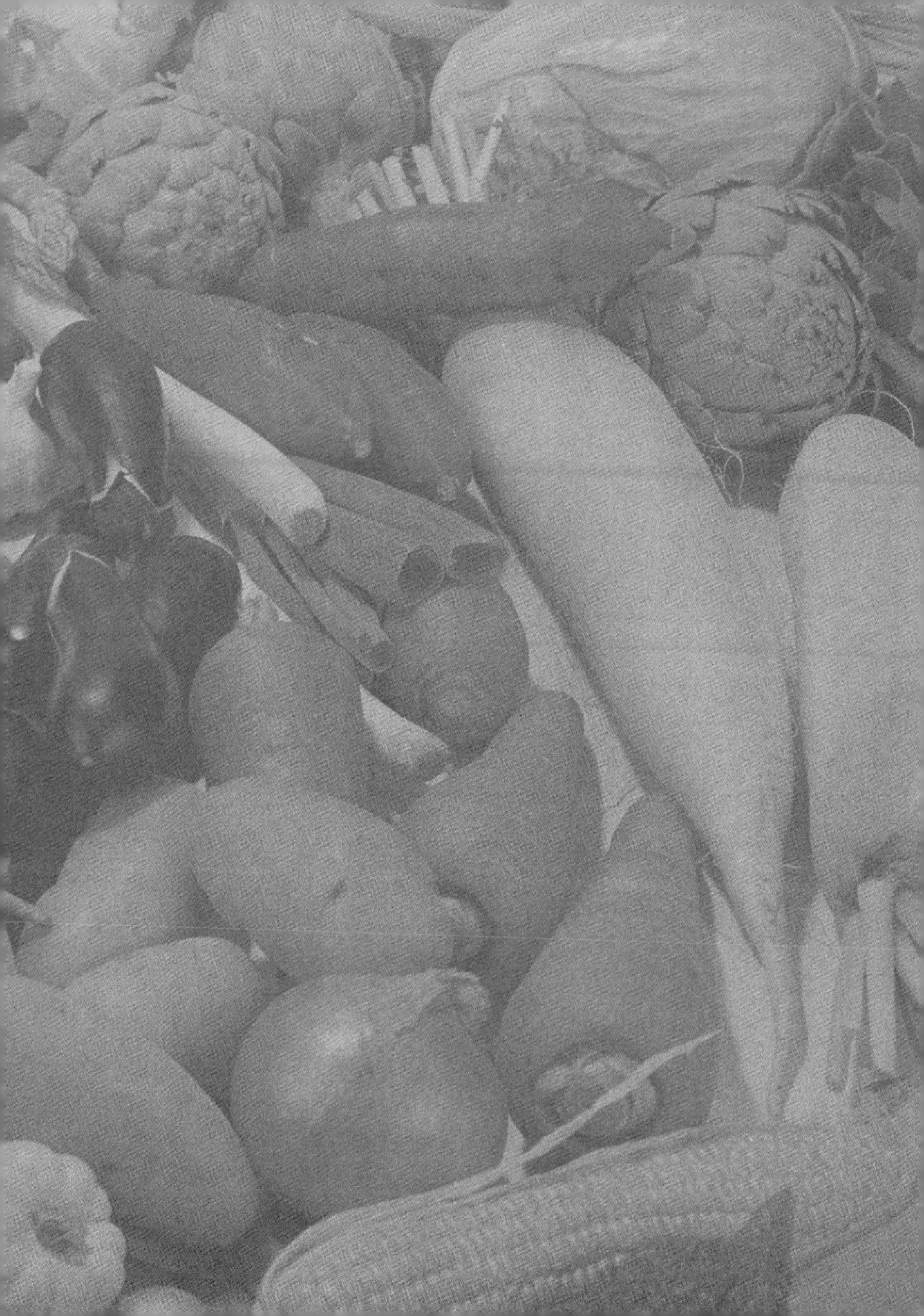

第3章

飲食習慣要爭議

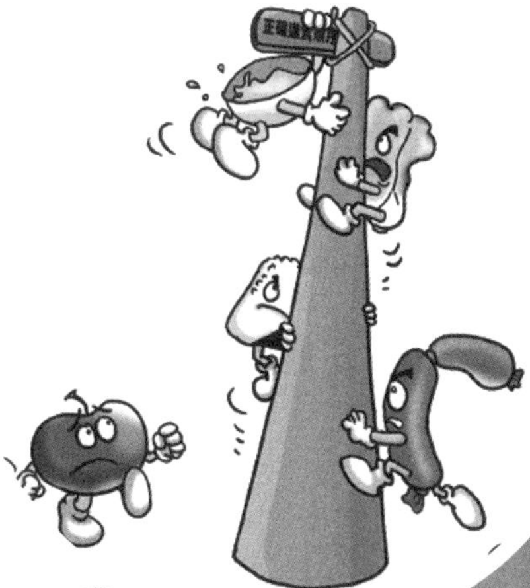

1 運動後大補

生活中不可避免地會有體力勞動或者運動鍛鍊的時候，運動後，有的人常常會有肌肉發脹、腰痠腿痛、關節痠痛、精神疲勞之感。為了慰勞劇烈運動或者過度勞累後的疲倦身體，也為了使身體盡快從疲勞中解除，恢復元氣，很多人習慣吃些更富有營養的食品，在食品的選擇中當然不排除營養價值很高的大魚大肉，很多人以為這樣可補充營養，滿足身體需要。

爭議焦點　運動後可不可以吃大魚大肉來緩解疲勞？

正方：運動過後肌肉痠痛，體力消耗量很大，應該吃一些富含蛋白質和脂肪的

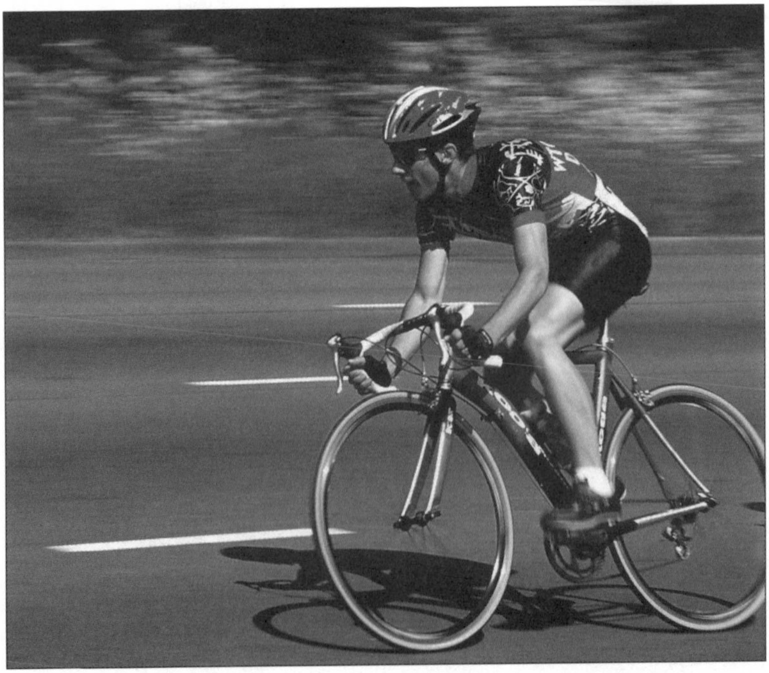

魚類、肉類、蛋類、海產類、糧食類、糖類、花生等食物，以補充營養，使身體盡快消除疲勞，恢復活力充沛的狀態。

反方：運動過後不要吃大魚大肉，根據科學飲食和營養學原理，人們在運動鍛鍊後，應多吃些鹼性食品，比如水果、蔬菜、豆製品等，原因在於，人在運動鍛鍊後，會感到肌肉、關節痠痛發脹和精神疲勞，其主要原因是劇烈的運動體內的糖、脂肪、蛋白質被大量分解，這些物質在分解過程中，產生了乳酸、磷酸等酸性物質。人體組織器官在這些酸性物質的刺激下，就會感到肌肉、關節痠脹和精神疲勞。而此時若單純地大量食用富含酸性物質的肉、蛋、魚等食物，會使體液更加酸性化，非常不利於疲勞的解除。所以，劇烈運動後應該食入一些鹼性物質，以利於保持人體內酸鹼度的基本平衡，維護人體健康，盡快消除劇烈運動或者繁重勞動帶來的身體疲勞。

最終裁決：專家指出，只有當體液呈弱鹼性時，才能保持人體的健康。正常人的體液應該呈弱鹼性，當劇烈運動後人體內的酸性物質增加，所以為了維護身體呈現正常的弱鹼性，應該食用蔬菜、甘薯、柑桔、蘋果之類的水果，由於這些水果具有的成鹼作用，可以消除體內過剩的酸，降低尿液的酸度，增加尿酸的溶解度，自然就減少了酸在膀胱中形成結石的可能性。

健康重點：

①強酸性食品：蛋黃、乳酪、白糖做的西點或柿子、烏魚子、柴魚等。

②中酸性食品：火腿、培根、雞肉、鮪魚、豬肉、鰻魚、牛肉、麵包、小麥、奶油、馬肉等。

③弱酸性食品：白米、花生、啤酒、酒、油炸豆腐、海苔、文蛤、章魚、泥鰍。

④弱鹼性食品：紅豆、蘿蔔、蘋果、甘藍菜、洋蔥、豆腐等。

⑤中鹼性食品：蘿蔔乾、大豆、紅蘿蔔、番茄、香蕉、橘子、南瓜、草莓、蛋白、梅乾、檸檬、菠菜等。

⑥強鹼性食品：葡萄、茶葉、葡萄酒、海帶等。

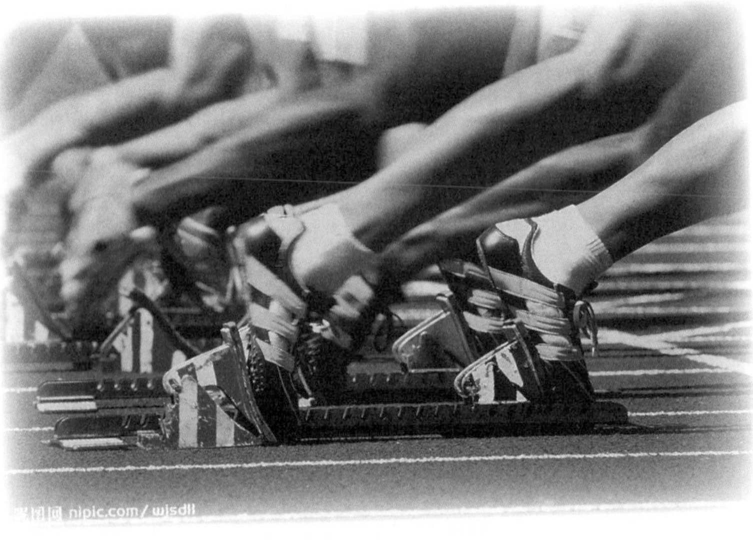

2 邊吃飯邊喝水

喝水和吃飯在生活中是兩件必須做的事情，為了生命的正常運轉就需要不斷地給人體補充水分、輸送營養。但是如果認為水喝了、飯吃了我們的身體就健康了，那就錯了。要保證身體健康，還需要擁有科學的喝水和吃飯方法，並形成良好的習慣，才能一生受益。然而我們的生活似乎總是在不經意間偏離正確的軌道，就像吃飯和喝水。

爭議焦點 **一邊吃飯一邊喝水的習慣好不好？**

正方：許多人習慣於在吃飯時用水或湯送飯，因為一邊吃飯一邊喝些湯或者喝些味道不錯的飲料，能夠增進食慾，很容易「下飯」。

反方：生活中有的人是一吃飯就渴，經常「邊吃邊飲」，覺得這樣吃飯很舒服，「邊吃邊飲」容易導致消化不良，對身體健康不利。吃飯的時候喝少量的水或者湯是有益於身體健康的，但是邊吃邊喝，或用水用湯送飯，從人體消化的角度來講卻是個不好的習慣，因為吃飯時大量喝水或湯，會影響消化液的分泌，而且喝下的水或者湯會沖淡胃液酸度，導致消化不良。由於當體內水分達到平衡狀態，吃飯時就可以保持消化器官分泌充足的消化液，達到增進食慾、幫助消化的作用，沒有必要喝大量的水。

最終裁決：專家認為科學的方法是飯前飲水，最好在飯前一小時左右分幾次喝水，但要注意每次喝的量要小，理想的飲水量是一次兩三百毫升，平均十多分鐘喝一次。人體在空腹的情況下喝下的水在胃內停留只有幾分鐘，便會很快進入小腸，被吸收入血液中，一小時左右就可以補充到全身的組織細胞。

健康重點：清晨起床後、早飯前喝一杯開水最健康。這是因為睡眠時的不顯性出汗和分泌尿液，使人體喪失了不少水分，雖然起床後身體並無渴感，但體內因為缺水而使血液黏稠。這時候喝下一杯水可降低血液濃度，促使血管擴張，促進血液循環，還可以達到降低血壓、預防腦溢血和心肌梗塞的作用，對於體內代謝物質的排出也很有好處。

特別提醒：吃飯時也不要看電視，尤其不要邊吃飯邊在電腦前工作。人在吃飯時，需要消化液和血液來幫助腸胃消化食物。吃飯時看電視或者上網，大腦也需要大量的血液。這樣就會出現相互爭著血液供應的情況，最終結果是兩方面都不能得到充分的血液，既吃不好飯，也看不好電視。時間長了，還會使人頭暈目眩。

3 早餐吃油條喝豆漿

油條在老百姓的生活中很常見，特別是城市裡的早點，油條更是當家食品之一，油條做為我國傳統的大眾化食品之一，不僅吃起來香脆可口而且價格適當，堪稱老少皆宜。可是，油條在烹飪過程中會加入明礬，明礬是一種含鋁的無機物，被人體吸收後會對大腦神經細胞產生損害，並且很難被人體排出而逐漸蓄積。雖然油條含鋁的說法已經流傳很久，但是色澤金黃、外焦內嫩的油條還是被很多人食用。

爭議焦點　早餐吃油條喝豆漿有沒有科學道理？

正方：豆漿中富含卵磷脂，科學研究發現給老年癡呆症患者服用一定劑量的卵磷脂，可以使患者的記憶力得到一定的好轉。這表示豆漿裡的卵磷脂可以對抗油條裡的鋁，其實，生活中很多人在早餐吃油條時都是搭配著豆漿的。這樣造成的 傷害會很小，如果在食用油條時佐以豆漿，那麼就等於有害

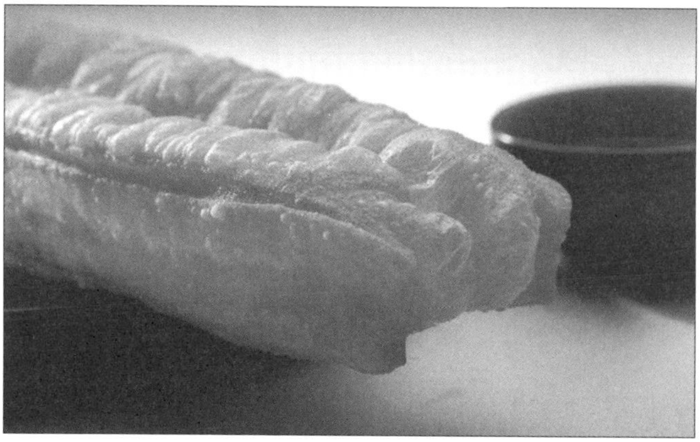

和有益成分相抵，進而保持了自己的身體健康。很多人吃早餐時，吃油條喝豆漿，是有科學道理的。

反方：油條做為油炸食品其中含有鋁元素，鋁是引起多種腦疾病的重要因素。因為它是多種酶的抑制劑，其毒性能影響蛋白質合成和神經介質的功用。在鋁的作用下，腦內酶的活性受到抑制，進而使精神狀態日趨惡化。因此，長期過量攝取鋁，輕者記憶力減退、抑鬱和煩躁，嚴重的可導致「老年癡呆」。生活中，經常把油條做為早餐食用是相當不好的。

最終裁決：如果吃油條時輔以豆漿，就會降低油條中化學物質對身體的傷害，在炸製油條時，經常更換新油，就能最大限度地降低或減少有害物質的產生。

健康重點：身體內的鋁超量對人的大腦極為不利，油條在製作時，需要加入一定量的明礬，而明礬正是一種含鋁的無機物。如果孕婦每天吃兩根油條，天天積蓄起來，其攝取的鋁量就相當驚人了。孕婦吃入的鋁透過胎盤，侵入胎兒的大腦，會使其形成大腦障礙，增加癡呆兒發生的機率。

4 臭豆腐

臭豆腐在生活中並不少見，而且稱得上是一種風味小吃。臭豆腐聞起來臭、吃起來香，特別是自從發現吃臭豆腐有很多好處後，即便對它的氣味敬而遠之的人，也開始試著接受它了，那些喜歡吃臭豆腐的人則把吃它當成了一種嗜好。

爭議焦點　臭豆腐可不可以多吃？

正方：用來做臭豆腐的原料豆腐干本來就是營養價值很高的豆製品，除了蛋白質含量高達15%～20%，鈣質的含量也很豐富。豆腐干經過發酵後，含有的蛋白質會被分解為各種氨基酸，又產生了酵母等物質，所以吃起來有增進食慾，促進消化的功效。而且臭豆腐富含植物性乳酸菌，這是一種具有調節腸道及健胃功效的物質。臭豆腐飽和脂肪含量很低，又不含膽固醇，雖然經過加工發酵卻依然保持著大豆中特有的保健成分——大豆異黃酮，因而被稱為中國的「素乳酪」，營養價值甚至比乳酪還高。有資料顯示，吃臭豆腐，能夠預防老年癡呆的發生。一項科學研究顯示，臭豆腐一經製成，營養成分最顯著的變化就是合成了大量維生素B_{12}。而人體缺乏維生素B_{12}可以加速大腦老化進程，進而誘發老年癡呆。所以，為了

健康可以多吃臭豆腐

反方：多吃臭豆腐對身體健康非常不好，臭豆腐的發酵過程是在自然環境下進行的，易被微生物污染，含有大量揮發性鹽基氮及硫化氫，均為蛋白質分解的腐敗物質，對人體有害。除了這些物質，臭豆腐還常受細菌污染，輕者會引起人體腸胃道疾病，重者還會導致肉毒桿菌大量繁殖，產生一種有毒物質——肉毒毒素。這是一種嗜神經毒素，毒性極強。

最終裁決：享有中國的「素乳酪」之稱的臭豆腐雖然營養價值很高，但是也不能多吃。建議食用量每天最好別超過一塊。當今特別流行油炸臭豆腐，但是臭豆腐油炸後營養含量下降，因此盡量少吃。為了減少臭豆腐中的有害物質，建議在食用臭豆腐時，不妨夾在饅頭裡或者和粥一起吃。吃完後，多吃一些新鮮的蔬菜和水果，含有的維生素C可阻斷亞硝氨生成。

選購訣竅：鑑別劣質臭豆腐，可透過「一看二嗅三掰」的方法來判斷：首先看放臭豆腐的水是否黑得像墨水一樣，如果太黑則不正常；其次聞豆腐表面是否味道刺鼻，如果刺鼻則是加入氨水；另外，掰開豆腐看一看，裡面是否較白，如果色差大則品質不過關。

5 用餐的先後順序

關於用餐時的先後順序，許多人沿用的都是隨著時光沉澱下來的次序，沒有刻意改變，也沒有思考過這種吃法是否適合自己的消化系統，是否有利於身體對營養的吸收。其實，用餐的先後順序是有講究的。如果弄錯了順序，會影響健康。

爭議焦點　飲食講不講究先後順序？

正方：用餐的時候不必講究什麼用餐順序，怎麼吃得舒服就怎麼吃，用餐的時候可以先吃飯吃菜，再喝湯潤喉；也可以一邊吃飯一邊喝湯，飯後再吃些甜點、水果。

反方：用餐的時候，很多人先吃飯吃菜，再喝湯潤喉；飯後再吃些甜點，最後，再吃水果。這種做法違背了食物的消化規律。如果吃飯時先吃飯、菜，然後吃水果，不容易消化的澱粉、蛋白質會阻塞容易消化的水果，導致所有的食物一起攪和在胃裡，這樣水果很容易腐爛產生毒素，對身體健康極為

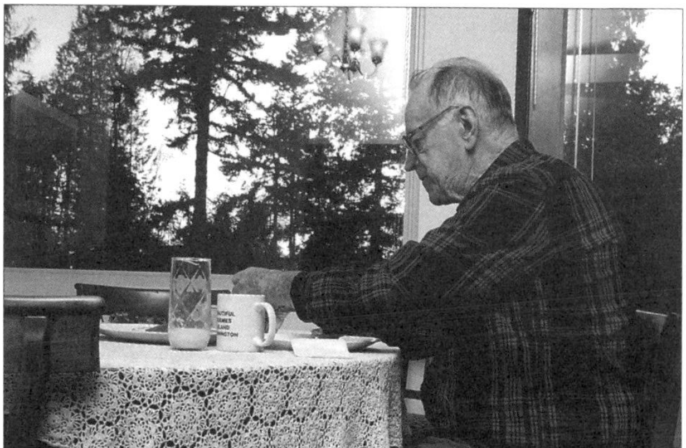

不利。還有的人習慣飯後立刻吃甜點，這樣也不好。因為會中斷、阻礙體內正在進行的消化過程，導致胃內食物腐爛或者被細菌分解成酒精及醋一類的物質，產生胃氣不說，還會形成腸胃疾病。有的人一邊吃飯一邊喝湯或者飯後喝湯也是不好的，最大的問題，就是會沖淡食物消化所需要的胃酸。

最終裁決：進食需遵循科學的順序才會對健康有利，各類食物中，水果主要成分是果糖，不需要透過胃來消化，可以直接進入小腸就很容易被人體吸收。米飯、麵食、肉食等澱粉及含蛋白質成分的食物，不容易消化，一般需要在胃裡停留一兩個小時，甚至更長時間。所以，正確科學的進食順序為：湯──蔬菜──飯──肉──半小時後吃點水果。如果情況特殊，可以飯前吃一些水果。

健康重點：用餐除了講究科學的飲食順序，還要注意細嚼慢嚥。細嚼慢嚥的好處有：細嚼慢嚥可以預防口腔疾病，唾液中含有的的消化酶及免疫球蛋白，不但有助於食物的消化，還有殺菌作用，反覆的咀嚼能促進唾液分泌，預防牙周病發生；細嚼慢嚥能增進人體對營養的吸收，促進血液循環；有利於防癌，唾液除了含有多種酶、激素、維生素及蛋白質，還含有15種具有特殊作用的消化酶，如唾液中的過氧化酶，可去除食物中某些致癌物的致癌毒性。

6 濃茶解酒

很多人喜歡喝茶，是因為茶葉的確有很多好處，茶能健身，還能治療疾病，又富有情趣，可陶冶情操。中醫認為，茶葉上可清頭目，中可消食滯，下可利小便，是天然的保健飲品。親朋聚會豪飲之時自然少不了有人喝醉，取出上等好茶沏上一壺，茶香濃郁，傳達著主人的好客之情和解酒之意。

爭議焦點 濃茶解酒有沒有科學道理？

正方：濃茶解酒的方法由來已久，人們之所以選擇濃茶解酒是因為大量喝茶能夠促進排尿，進而帶走人體內尚未吸收的酒精，這對減輕酒精中毒、清醒頭腦有很大的好

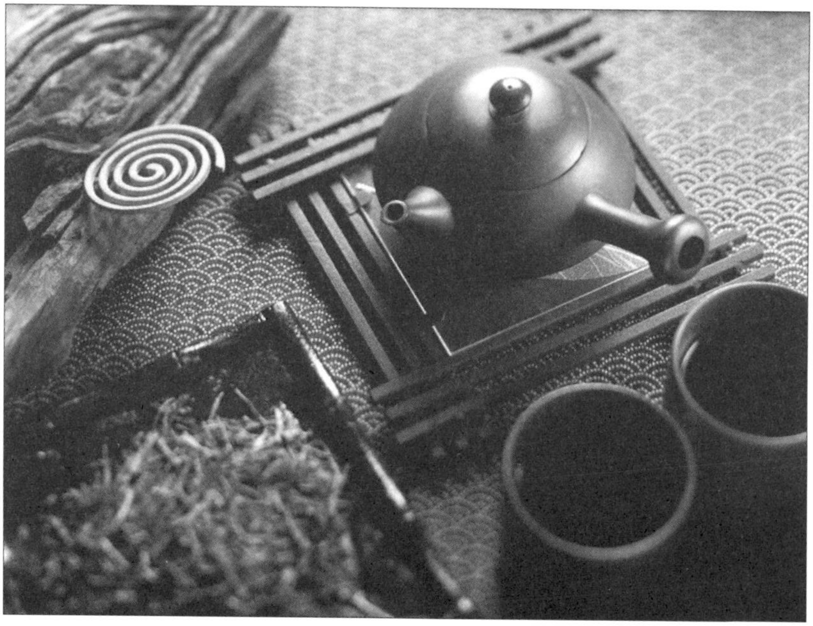

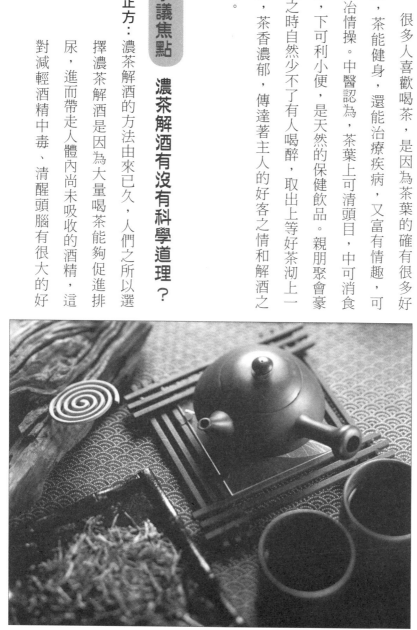

處。

反方：生活中人們習慣的濃茶解酒並不可取。喝酒以後，酒精進入消化道後會直接損傷胃黏膜，如果過量飲酒損害會更嚴重，可以導致胃炎、胃十二指腸潰瘍，甚至發生胃部出血。而濃茶對胃黏膜具有刺激性，也會誘發胃酸分泌，因此，在喝醉酒後抱著解酒的想法喝濃茶，對酒精損傷胃黏膜無異於有「推波助瀾」的作用。此外，當人體喝入大量的酒後，在酒精的作用下會使血液流動加快、血管擴張，心跳加速，而茶葉含有的茶鹼同樣會使心臟跳動加速，所以喝醉之後又喝濃茶，可謂加重了心臟的雙重負擔。

最終裁決：酒醉後不要用濃茶解酒。

健康重點：

①生活中有些人養成了飯後立即喝茶的習慣。認為這樣，既能夠清洗口腔，又可以幫助消化。其實這種想法是錯誤的，飯後立刻喝茶，大量的水進入會沖淡胃分泌的消化液，進而影響胃液對食物的消化。

②茶葉含有大量的單寧酸。飯後立即喝茶，就會使胃裡還沒來得及消化的蛋白質和單寧酸結合，成了一種不易消化的凝固物質，影響蛋白質的消化與吸收。

③如果飯後喝茶，茶葉會妨礙身體對鐵元素的吸收，如果飯後喝下用15克乾茶葉沖泡的茶水，會

使人體對食物中鐵的吸收率降低50%，長期如此，必然導致人體的消化功能紊亂，甚至引起缺鐵性貧血。

特別提醒：雖然同是酒醉，但是不同人醉後的症狀不同，解酒的時候就該根據酒醉的不同症狀採取措施：蜂蜜含有一種特殊的果糖，可以減輕頭痛症狀，尤其是紅酒引起的頭痛；番茄汁能消除酒後頭暈；新鮮葡萄中含有豐富的酒石酸，能降低體內乙醇濃度；西瓜汁能加速酒精從尿液排出，能幫助全身降溫；酒後腸胃不適時，喝些芹菜汁能明顯緩解；優酪乳能保護胃黏膜，延緩酒精吸收；飲酒後感到心悸、胸悶時，立即吃1～3根香蕉，可以達到解酒目的。

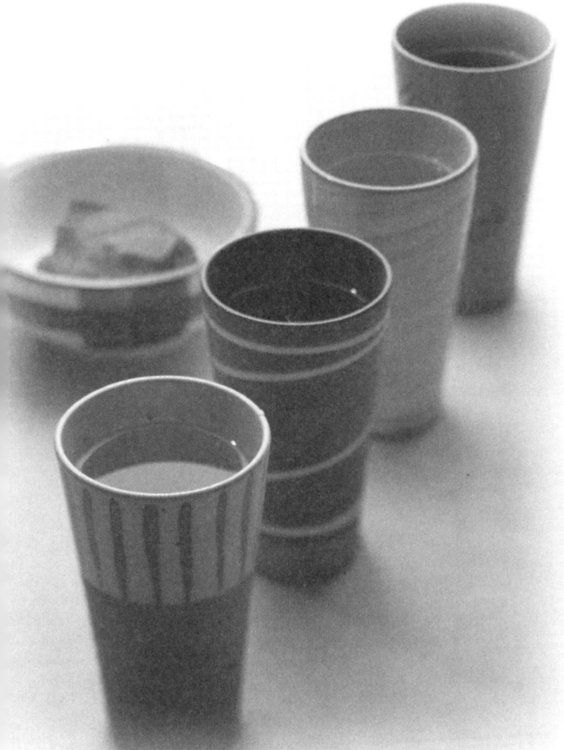

7 早餐只吃「乾食」

早餐的重要性雖然已經被很多人認可，也使得一些經常不吃早餐的人開始重視起早餐了，但是早餐的食用狀況還是令人堪憂，特別是一些上班族。他們往往早餐只吃「乾食」，幾塊餅乾、一個包子、一個漢堡便成了整個上午的營養來源。

爭議焦點　早餐只吃「乾食」好不好？

正方：早晨時間緊迫，為了趕時間吃些乾食就算是早餐，既然補充能量，肚子不飢腸轆轆地唱空城計，其他就無所謂了。

反方：從營養角度分析，早餐如果長期吃「乾食」，不搭配粥飯或牛奶，就會降低腦力，導致身體抵抗力降低，容易患病。因為清晨起床後，夜間一直處於抑制狀態的人的腸胃功能尚未甦醒過來，恢復到興奮狀態，對食物的消化功能還比較弱——脾臟呆滯、胃津不潤、各種消化液分泌不足。加上人體經過一夜睡眠，大量的水分和營養從尿、皮膚、呼吸中消耗，到了清晨已處於半脫水狀態，身體的肌肉、神經及血管都還停止在收縮狀態，這個時候假如再吃「乾食」，必定導致體內各個系統更加萎縮，血液流動更加不順暢，經常這樣，就會導致體力下降、頭腦昏沉。

最終裁決：早餐應吃些富含水分的食物，或者餐前喝些溫開水、豆漿或熱牛奶之類的液體再吃「乾食」。這樣既可及時彌補體內缺水狀況，又利於腸胃消化，使身體的新陳代謝恢復到旺盛狀態，還能有效預防某些心血管疾病的發生。所以，早餐應該選擇熱粥、熱牛奶、熱豆漿，然後再搭配饅頭、蔬菜、水果等。如果想吃麵包和餅乾，也要搭配牛奶、豆漿或熱粥，才可以彌補「乾食」對身體帶來的不利影響。

健康重點：早餐應該吃「熱食」，避免生冷食物才能保護「胃氣」。中醫所說的胃氣，包含了肌肉的功能、後天的免疫力、脾胃的消化與吸收能力等。人的體內永遠喜歡溫暖的環境，身體溫暖，微循環才會正常，氧氣、營養及廢物等的運送才會順暢。早晨的時候，夜間的陰氣尚未除盡，大地溫度尚未完全回升。體內的肌肉、神經及血管都還處於收縮的狀態，假如這時候再吃些冰冷的食物，不但傷害了胃氣，也必定會導致人體內各個系統更加攣縮、血流不順，久而久之，身體的抵抗力就會降低。

8 豐盛的晚餐

繁忙的都市人生活節奏日益加快，早餐、午餐經常「隨便」吃，雖然明知道營養成分不夠，但是心中已經打好了小算盤，那就是所有的虧空晚餐都會補回來。甚至認為，晚上才能真正放鬆下來穩坐在餐桌前，一家人團圓地大吃一頓。一邊吃還一邊交流了感情，殊不知，這是極不符合養生之道的。醫學研究顯示，晚餐不當是引起「三高」、亞健康等多種疾病的「罪魁禍首」。

爭議焦點　晚餐該怎樣吃？

正方：豐盛的晚餐幾乎是很多上班族慰勞自己腸胃的主要形式，雖然很多人對食物的攝取量心有餘悸，但是因為早餐、中餐吃

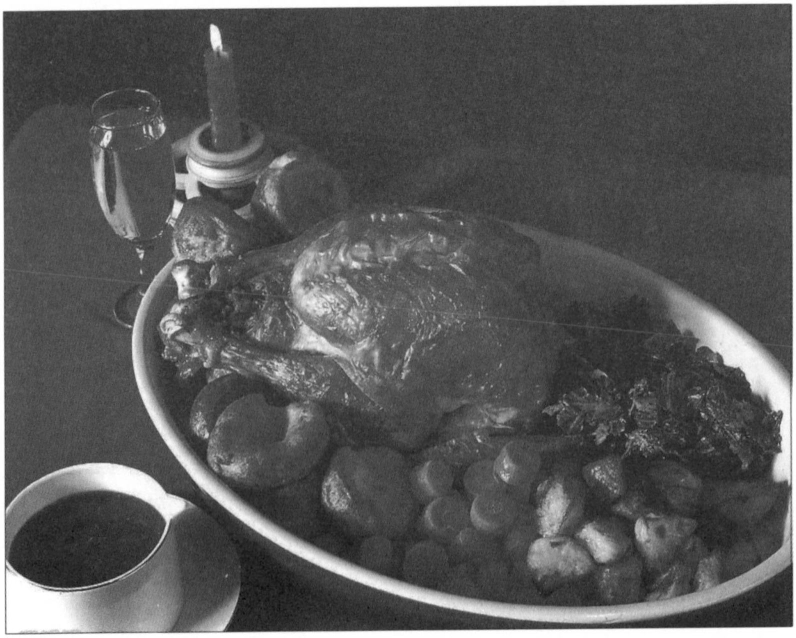

的簡單，一天總共食入量並沒有增加，如果晚餐不夠豐盛反而覺得營養會出現虧空。

反方：很多人因工作和時間原因，習慣早餐、中餐吃得簡單，一到晚上，時間充裕了，與家人團聚一堂，於是雞、魚、肉、蛋、菜擺滿餐桌，在濃郁的親情氛圍裡大快朵頤。這種做法是不科學的，晚餐太過豐盛，攝取的蛋白質過多，當進入休息或者睡眠狀態時，人體吸收不了就會滯留於腸道中，會有變質，產生氨、吲哚、硫化氨等有毒物質，刺激腸壁誘發癌症。晚餐若脂肪吃得太多，其中一部分進入血液形成血脂，而此時血液中胰島素的含量又上升到一天中的高峰，胰島素就會可使血糖轉化成脂肪凝結在血管壁和腹壁上，久而久之，人便肥胖起來。所以，為了身體健康，晚餐還是不要太豐盛。

最終裁決：晚餐豐盛容易導致肥胖。所以，從健康角度來說，晚餐一定要偏素，最好以富含碳水化合物的食物為主，注重多攝取一些新鮮蔬菜，少吃過多的蛋白質、脂肪類食物。有研究證實，晚餐經常進食高蛋白、高脂肪食物的人，比經常進食素一些食物的人，血脂一般要高3～4倍，而高血脂、高血壓患者更要注意，因為晚餐經常進食豐盛的葷菜更不利於疾病康復。

健康重點：糖類食物易於被人體吸收，還能增強促使脂肪生成酶的活性，進而刺激具有促進脂肪合成作用的胰島素的分泌，進一步導致脂肪蓄積；食物精緻化會導致B族維生素不足，不利於對脂肪的代謝。進食速度快容易引起食慾亢進，進食後血糖濃度升高，等到大腦食慾中樞輸出停食信號時，往往已經吃了過多的食物。零食不斷，也是造成總熱量的大大超標的重要因素。

特別提醒：為了健康，晚餐盡量早吃。早點吃晚餐可以大大降低尿路結石病的發病率。晚餐食物一般都含有大量的鈣質，在人體新陳代謝的過程中，有一部分鈣會被小腸吸收利用，而另一部分則濾過腎小球後進入尿路排出體外，人體的排鈣高峰常在餐後４～５小時，如果晚餐過晚，當排鈣高峰期來臨時，已經入睡做不到及時排尿，尿液便瀦留在輸尿管、膀胱、尿道等尿路中，這時，尿中鈣不斷增加沉積下來就會形成小晶體，日復一日，小晶體逐漸擴大就會形成結石。

9 隔夜的熟白菜

白菜是我國原產蔬菜，有悠久的栽培歷史，素有「種一季吃半年」之稱。白菜易於儲存，每到冬季就會成為許多農戶的當家菜餚之一。關於白菜的食用方法，很多人可以掰手指頭說出一大串，什麼醋溜白菜、開陽白菜，白菜餡餃子，白菜燉豆腐……可是，若問吃白菜的時候需要注意什麼，也許很多人都回答不出來。

爭議焦點　隔夜的熟白菜能不能吃？

正方：人們喜歡白菜，即使是剩菜也捨不得扔是有一定道理的。白菜含有豐富的粗纖維，經常食用不但能有潤腸、促進排毒的作用，又能夠刺激腸胃蠕動，使大便排泄能夠順利進行，對預防腸癌有良好作用。白菜的營養構成中還有豐富的維生素C、維生素E，所以很多人喜歡多吃白菜，希望達到護膚、養顏的功效。白菜中還含有一些微量元素，它們能幫助分解雌激素，對於調節女性內分泌具有一定的作用。鑑於白菜有那麼多營養功效，生活中一些人就是吃剩下的白菜也捨不得扔，還會留到第二天吃飯時再吃。

反方：隔夜熟白菜不能吃。新鮮大白菜含有大量無菌的硝酸鹽，如果白菜煮熟後放置的時間較長，那麼在細菌作用下，白菜含有的硝酸鹽就會還原成亞硝酸鹽。亞硝酸鹽是亞硝氨的合成物之一，亞硝氨可以致癌。如果食用了這樣的白菜，亞硝酸鹽進入腸胃道後，迅速進入血液，促使血液中的低鐵血紅蛋白發生氧化，生成高鐵血紅蛋白，進而使攜帶氧的能力喪失，致使身體因缺氧而中毒，發生中毒後輕者頭暈、頭痛、嘔吐、噁心、腹脹、腹痛，嚴重者皮膚黏膜發紺、青紫，甚至昏迷、中風，甚至危害人體健康，為癌細胞的滋生埋下隱患。

最終裁決：為了身體健康，應該講究飲食的科學性，不要吃隔夜的熟白菜，如果喜歡吃白菜，還是現炒現吃。

選購訣竅：選購大白菜最主要是看大白菜的菜心是否飽滿、葉球顏色是否乾淨、沒有爛過的現象或者蟲咬的痕跡。挑選大白菜時不要將菜葉去淨，因為菜葉的維生素C、胡蘿蔔素、蛋白質和鈣質的含量都比菜心高，而且菜葉在儲存過程中還能保護菜心。

10 春天多吃筍

春暖花開，萬物復甦，很多時令的蔬菜陸續上市，疏於活動的人們來到市場採購新鮮蔬菜，又到了品嚐春筍的最佳時節，人們的菜籃子裡自然少不了春筍。春筍被人們譽為春天的「菜王」，人們這樣讚美春筍：「脆嫩甘鮮、爽口清新、味道鮮美、食之不膩。」春筍自有一套拿手的做法，素有「葷素百搭」盛譽的春筍，無論炒、燒、煮、煨、燉等皆可。因此，會吃擅烹的「煮婦」們，大多會在這時做幾道春筍菜餚，好讓家人嚐嚐鮮。

爭議焦點 春筍可不可以多吃？

正方：春筍不僅味道清淡鮮嫩，而且營養豐富。在春筍的營養構成中，除了含有充足的水分、豐富的植物蛋白，還含有鈣、磷、鐵等人體必需的營養成分和微量元素，特別是春筍的纖維質含量很高，經常食用有助於消化，預防便秘。

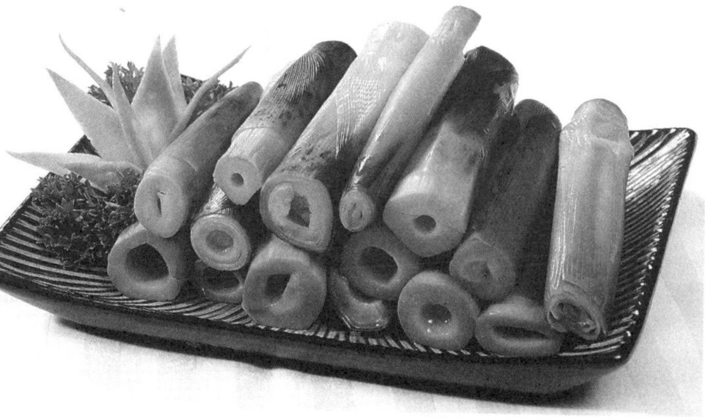

在人們的眼中，春筍是高蛋白、低脂肪、多粗纖維素、低澱粉的蔬菜，而且具有滋陰益血、消食利便、化痰明目等食療功效。每到春季，春筍相繼上市，很多喜歡吃筍的人便爭先恐後地去採購，開始大飽口福了。

反方：春筍不宜多吃，每人每餐食用量最好不要超過半根。一般人吃筍基本上不會有損健康，但有過敏體質的人，過量食用會影響身體健康，加上春季容易發生過敏，對容易發生攝取性過敏的人來說，食用春筍還易引起蕁麻疹。

最終裁決：春筍，人們稱它為春天的「菜王」，雖然美味，但不能多吃。

健康重點：春筍雖好，但是有很多人不適宜吃。春筍含有較多的粗纖維素，對患有腸胃疾病及肝硬化的患者來說，春筍可能成為致病因素，因為食用後容易造成胃出血、肝病加重等不良後果。春筍成分中含有草酸，草酸很容易和鈣結合成草酸鈣，草酸鈣容易沉積，為了保持身體健康，患有尿道結石的人不宜吃春筍。草酸會影響人體對鈣和鋅的吸收和利用，如果兒童吃春筍過多不僅會傷胃，還可能會因為鋅與鈣的缺乏影響生長與發育，所以14歲以下的兒童一般不宜多吃春筍。

選購訣竅：春筍肉質為白色最好，黃色次之，綠色最差。筍根上的紅痣，顏色鮮紅最好，暗紅色次之。鮮筍節與節之間的距離越短，說明筍肉越厚越嫩。根部大、筍尖小的春筍去殼後出肉率高。

11 冬天吃兔肉

古人云：「飛禽莫如鴣，走獸莫如兔。」兔肉在世界飲食業也享有盛名，被稱之為「葷中之素」「百味肉」、「保健肉」、「美容肉」等等。兔肉屬於高蛋白、低脂肪、少膽固醇的肉類，質地細嫩，味道鮮美，營養豐富，與其他肉類相比較，食後極易被消化與吸收，這是其他肉類所無法比擬的，因此，兔肉極受人們的歡迎。

爭議焦點 冬天吃兔肉適宜嗎？

正方：兔肉富含人體大腦和其他器官發育不可缺少的卵磷脂，常吃兔肉有健腦益智的功效。兔肉中含有多種維生素和8種人體所需的氨基酸，經常食用可以防止有害物質存積體內，尤其有助於兒童健康成長、老人延年益壽。更值得一提的是，兔肉中所含的脂

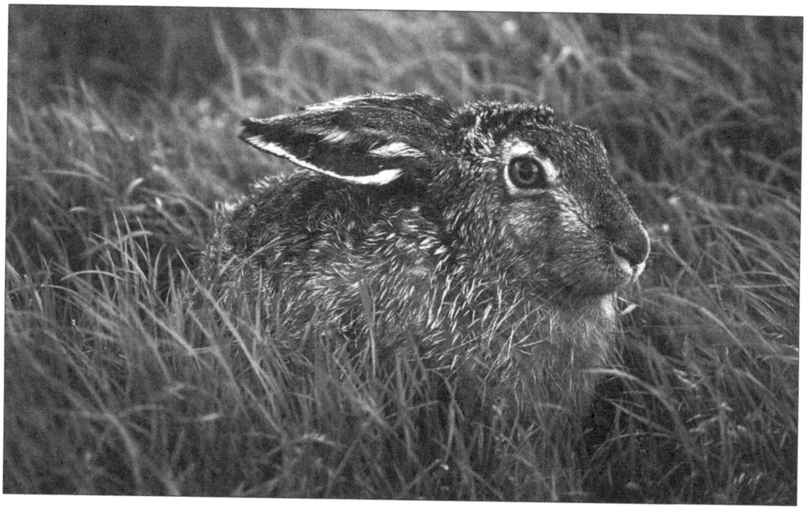

肪和膽固醇，在肉類中最低，而且所含脂肪又多為不飽和脂肪酸，在當今相當一部分人營養過剩的情況下經常吃兔肉，對高血壓、冠心病、糖尿病患者非常有益處，在增強體質的同時也健美了肌肉，還維護了皮膚彈性，所以說兔肉是肥胖患者理想的肉食，特別適合女性補益身體時，保持身體苗條。因此，冬天食用兔肉可以養生。

反方：兔肉性涼，冬季最好少食，特別是脾胃虛寒、陽虛患者在冬季更不要食用兔肉，否則，不僅沒有抵禦寒冷的作用，還會因為兔肉性涼，能涼血，易損陽氣，進而讓人覺得更加怕冷。另外，孕婦多食兔肉容易損傷胎之元氣，導致胎動不安或妊娠出血，有流產先兆的孕婦不宜食用兔肉，為了避免寒凝血淤誘發痛經，女性經期最好也不要吃兔肉。

最終裁決：肉有寒、熱、溫、涼之分，冬季多吃點羊肉等溫熱性的肉類，對於抵禦寒冷大有裨益，兔肉性涼，雖然鮮美冬季還是不要吃為好。

健康重點：吃肉貴在選擇，不同動物的肉適合不同的人群，只有選擇恰當，才能使身體更加受益。

豬肉：能補腎、健胃、滋肝陰、潤肌膚、利二便、止消渴。豬皮美容潤膚，豬尾與杜仲煮服治腎虛、腰痛、遺精等症。

牛肉：黃牛肉安中益氣、健脾養胃、強筋健骨；水牛肉能安胎補血。

羊肉：冬季吃羊肉可祛寒暖身、溫中止痛，利產婦。羊頭肉治風眩頭暈、小兒驚厥及治五勞七傷。

雞肉：公雞肉治腎虛陽痿；黃母雞肉治疲勞，能添髓補精、助陽氣、暖小腸、止瀉泄。一般母雞肉還可治風寒濕痺、產後體弱；雞心治心悸失眠；雞腦治夢驚；雞冠治月經不調；雞肝治夜盲及其他眼疾。

鴨肉：溫中補虛，扶陽利水；治陽痿，治水腫，治咳嗽熱痢，治消化不良、陽氣不剛諸症。

鵝肉：利五臟，解五臟熱，煮汁可止消渴，白鵝脂治耳聾，潤皮膚，消痛腫。鵝血解毒治胃癌；鵝膽治咳嗽、哮喘；外用鵝膽治痔瘡；鵝油治手足裂，可嫩膚美容。

選購訣竅：鮮兔肉肌肉呈暗紅色並略帶灰色，肉質柔軟。肌肉間含脂肪，脂肪多集中在腹內，呈淡黃色，肉味淡。凍兔肉色紅均勻，有光澤，脂肪潔白或淡黃色；結構緊密堅實，肌肉纖維韌性強；外表風乾，有風乾膜，或外表濕潤，不黏手，有兔肉的正常氣味。

12 偏食「五味」

俗話說：「蘿蔔蔬菜各有所愛。」人們的口味也是千差萬別，酸、甜、苦、辣、鹹，個人有各人的喜歡。五味與人們的健康關係密切，調配得當有利於身體健康，反之，身體會受到損害。

爭議焦點 偏食「五味」。

正方：每個人喜歡的味道不同，有的人喜歡甜食，有的人喜歡酸味，有的人喜歡辣味，有的人喜歡鹹味，還有的人喜歡苦味。符合自己口味的食物可以多吃，自己不喜歡的味道就可以少吃甚至不吃，這並不會影響身體健康。

反方：如果只是選擇自己喜歡的食物吃，也就是五味過偏，則會引發疾病。甜味食品食用過量，就會使血糖升高，膽固醇增加，還會使人發胖，誘發心血管疾病。酸味食品食用過多，可導致消化功能紊亂。辣味食用過多，損傷胃黏膜，使肺氣過剩。食鹽過多會加重腎臟負擔，誘發高血壓。

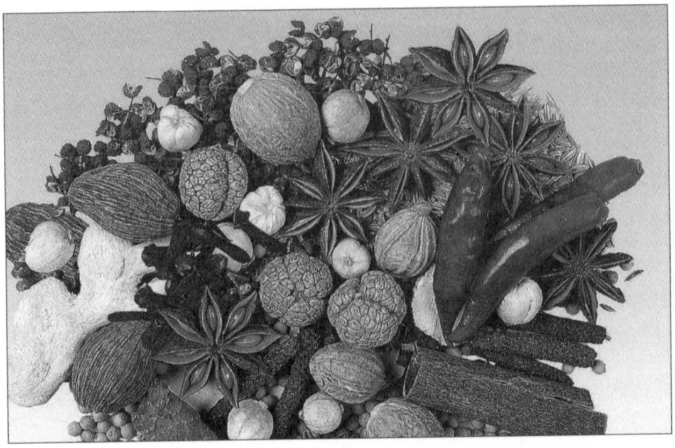

最終裁決：我們在選擇食物時，必須五味調和，這樣才有利於身體健康。

健康重點：酸、甜、苦、辣、鹹，味道不同，作用也不同。

酸：酸味食物具有保護肝臟的作用，有助於增強消化功能，經常吃不僅可以助消化，還能殺滅腸胃道內的病菌，在預防感冒、降血壓、軟化血管等方面功效不錯。

苦：苦味食物具有除濕、利尿的作用。比如桔皮、苦杏仁、苦瓜、百合等；常吃苦瓜能治療水腫。

甜：常食甜味食物可以補養氣血，補充熱量，解除疲勞，達到調胃解毒、和緩、解痙攣等作用。

鹹：鹹味具有調節人體細胞和血液的滲透、保持正常代謝的功效。常吃鹹味食品可以軟堅、散結、瀉下和補益陰血。

辣：辣味食物有發汗、理氣之功效。經常食用辣味食物，可預防風寒感冒。另外，以辣為主的食物中含有的「辣素」既能保護血管，又可調理氣血、疏通經絡，實在是對人體很有好處。

13 房事後喝冷飲

很多人在性生活過後會感到身體燥熱，有一種想喝冷飲的慾望。尤其是在炎熱的夏季，溫馨纏綿的時刻過後，有的人簡直是口渴難耐。於是，一罐冷飲下肚子後，身體舒服極了。

爭議焦點

房事後能不能立刻喝冷飲？

正方：在性生活的過程中，伴隨心跳、呼吸的加速，肌體會消耗大量的熱量，根據測定，一次性生活消耗的熱量與快速騎15分鐘自行車消耗的能量大致相當。在這個過程中，身體為調節生熱和散熱的平衡，就會使血液循環加速，汗腺分泌增加。因而，性生活後感到渾身燥熱、口

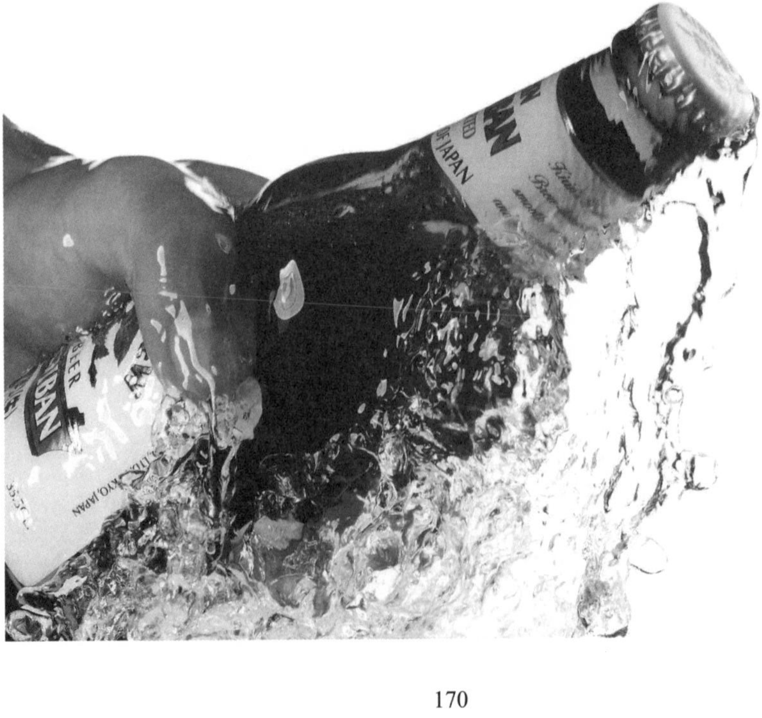

乾多汗，這時候可以喝點冷飲補充水分。

反方：性生活後不能喝冷飲。因為在性愛進行的過程中，腸胃道的血管處於擴張狀態，在腸胃道黏膜充血未恢復常態之前，食入冷飲使腸胃黏膜突然遇冷受損，腸胃道的消化、吸收功能進而減弱，導致食慾下降，天長日久，就會損害到脾胃，引發腹痛、腹瀉或者絞痛。性愛過程中身體的皮膚血管、汗腺毛孔均處於擴張狀態，當身體還處於這種狀態時就大量喝冷飲，皮膚血管會大量收縮，使大量血液回流到心臟，必然加重心臟的負擔。同時，也會造成大量的汗腺排泄孔關閉使汗液駐留於汗腺，極有可能導致風、寒、濕的入侵。

最終裁決：性愛結束後，不管多麼燥熱，為了身體的健康著想，千萬別因為貪圖一時的痛快立刻喝冷飲。不妨事先飲用少量的溫開水，在性生活結束1小時左右，當身體恢復到正常狀態後，再少量飲用一些冷飲。

健康重點：冷飲的溫度一般要比胃內溫度低，長期喝過量的冷飲，會使胃黏膜下血管收縮，導致胃的防衛能力下降，影響健康。少喝冷飲和冰水，尤其不宜在飯前、飯後食用，這樣才不容易影響健康。

14 青春期節食

「愛美之心人皆有之」，很多女孩都以瘦為美，感到身材稍稍有些不滿意，便開始節食，不但一日三餐吃不夠足量，甚至連續幾天不吃正餐，只以水果、蔬菜或者減肥食物果腹。

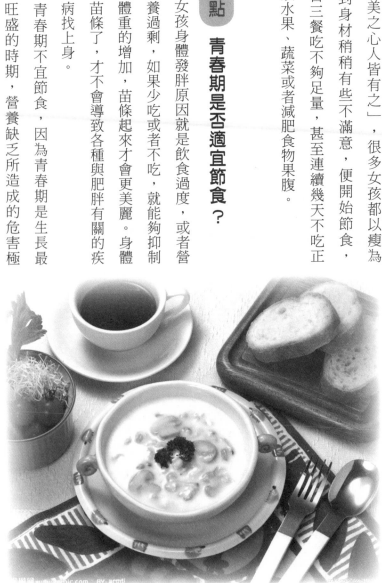

爭議焦點　青春期是否適宜節食？

正方：女孩身體發胖原因就是飲食過度，或者營養過剩，如果少吃或者不吃，就能夠抑制體重的增加，苗條起來才會更美麗。身體苗條了，才不會導致各種與肥胖有關的疾病找上身。

反方：青春期不宜節食，因為青春期是生長最旺盛的時期，營養缺乏所造成的危害極

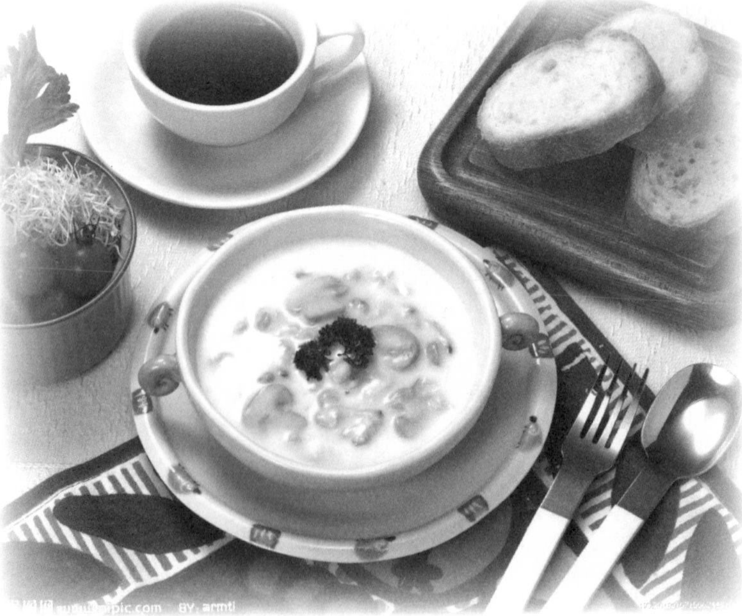

大。青春期活力充沛，既要讀書又要運動，身體還要成長，如果熱量和蛋白質攝取足，不但人體的抵抗力急劇降低，還極有可能導致貧血。各種維生素如果攝取不足，夜盲症、腳氣病、壞血病、骨骼病都會惹上身。對青春期女性，危害就更多了，除了以上危害之外，還會導致月經初潮晚，月經紊亂，乳房發育不正常等。

最終裁決：青春期是身體成長、求知識的重要時期，如果單純因為追求外表美貌而盲目節食，不但不會得到自己預想的美麗，還會導致各種疾病的發生，所以，青春期不要盲目節食。

健康重點：做為減肥的常識，我們都知道應努力控制甜食和高脂肪、高熱量食品的攝取量，卻容易忽視了高卡水（酒精、碳酸飲料、天然果汁、湯、牛奶等）。將這些水換成無熱量水或茶，減肥就會更加輕鬆。

15 多吃肉營養好

肉類，做為日常生活不可缺少的食品，能夠為人體提供優質蛋白質、無機鹽、脂肪、維生素等，當肉類與穀類食物混合食用時，還可以提高糧食及其他植物性食物的營養價值，堪稱食材中的絕好搭配。

爭議焦點 吃肉越多越有營養嗎？

正方：多吃肉營養好，營養好自然就會身體好。

反方：不能吃過多的肉，人體在攝取肉類裡的高蛋白的同時，總會或多或少食入脂肪和膽固醇，適量的膽固醇雖然對身體沒有害處，但是隨著食肉量的增加，食入脂肪和膽固醇的量也會增加，必然導致肥胖和高血脂的發

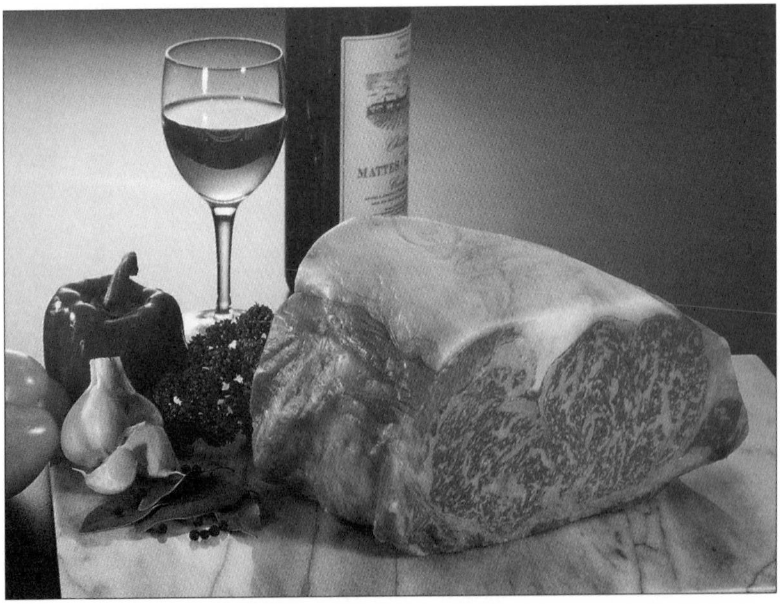

生，即便是只吃瘦肉，也含有相當數量的脂肪。吃肉以後，也會將相當數量的優質蛋白吃進人體，必將加重腸胃道、肝、膽、胰等消化器官的負擔，有的甚至出現消化不良。吃肉後的飽足感強烈，必將導致其他食物攝取量的減少，營養攝取不均是人體健康的大忌。所以，肉雖好，但不宜吃得過多。

最終裁決：凡事都有個限度，肉類雖然營養價值高，但也不是吃得越多越好。「魚生火，肉生痰，蔬菜豆腐保平安」，為了預防各式各樣的疾病不要侵蝕自己健康的肌體，飲食還是要保持平衡適量最好。

健康重點：從肉的烹調方式上來說，最健康的烹調方法是「燉」，燉肉鮮嫩，營養豐富，不上火。研究顯示，長時間燉肉可減少30％～50％的膽固醇。

16 只吃鹼性食物

食物是人類賴以生存的基礎，而且與人體的自身健康和壽命有著密切的關聯。事實證明，使人體的體液環境達到最佳狀態，人類才能健康長壽。想使自己大腦聰明，智力發達，就需要制定合理的飲食結構，酸性食物和鹼性食物巧妙搭配。

爭議焦點 只吃鹼性食物。

正方：正常人的血液的PH值在7.35∫7.45之間，但是更多人體液的PH值在7.35以下，這種狀況就是當今比較流行的亞健康狀態，處於這種狀態的人經常感到身體乏力、掉頭髮、記憶力減退、腰痠腿痛、對工作沒有興趣、注意力不集中等等，再繼續發展下去有可能導致高血壓、糖尿病、腦溢血、肝硬化等疾病。而導致這種情況的原因，一方面是酸性食物吃多了，另一方面則是不健康的生活習慣所致。所以，很多人為了改善或者亞健康狀態侵襲自己，日常飲食中考慮鹼性食品可以改善人體的酸性環境，使血液呈現弱鹼性，所以只吃鹼性食物。

反方：當人體的體液呈現弱鹼性的時候，才能保持人體的身體健康。但是，只吃鹼性食物是不正確的。為人體提供能量的大部分物質是酸性物質，如果不吃這些物質極有可能導致人體營養不良。根據膳食指南建議，平均每人每天應吃魚、肉、禽、蛋等動物食物為125～200克，以保持酸性食物和鹼性食物達到一種平衡狀態。同時要多吃一些鹼性食物，只有食物做到多樣化，並且葷素搭配、營養均衡，才能避免人體酸鹼失調，使血液保持弱鹼性，減少各種疾病對身體的侵襲。

最終裁決：日常飲食注意酸鹼合理搭配，如果食用肉類過多的時候，就要搭配一些蔬菜、水果等鹼性物質，以免造成身體酸鹼平衡失調。

健康重點：酸鹼性與酸鹼味不同，若論味，食物中酸味較鹼味更容易被人們接受。但若比較酸性、鹼性食物之味道如何，則不能一概而論。有些人喜歡吃酸性食物的美味感，但如鹼性食物的豆腐，卻也有其獨特的清淡味。因此美味不一定是酸性，如大豆中提煉的麩氨酸、卵磷脂、都是味道鮮美的鹼性食物。

17 食物趁熱吃

生活中我們經常會聽到母親關切的話語：「快，寶貝！趁熱吃，涼了就不好吃了。」於是，早已經等不及，慾得都要流口水的孩子，在媽媽的關照下忍不住一口緊接一口地開始吞嚥美食……

爭議焦點 **食物趁熱吃。**

正方：剛起鍋的食物吃起來味道鮮美，熱粥、熱茶、剛起鍋的餃子吃起來那份鮮美到肺腑的感覺，總能讓人感覺到食物帶來的痛快。尤其是寒冷的冬天喝上一碗剛起鍋的熱粥，簡直讓人忍不住大聲說：「真舒服！」

反方：食物不能趁熱吃，過燙、過熱的食物溫

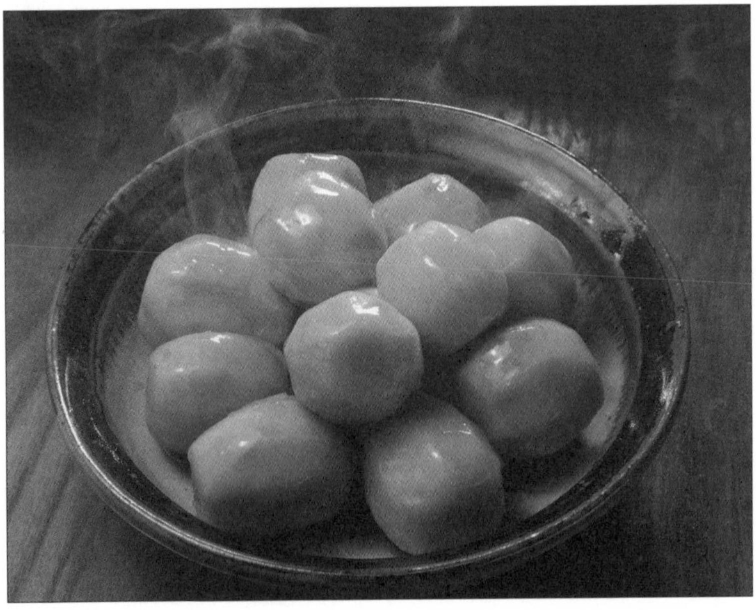

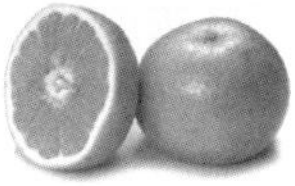

度超過了口腔黏膜的耐受能力，極有可能導致口腔黏膜充血，養成了吃燙食的習慣後，多次吃燙食後極有可能導致淺表性潰爛。太燙的食物還有可能危害到食道黏膜，據有關專家說，食道癌很可能與經常吃燙食有關。高溫燙食還會危害到牙齒和牙齦，造成牙齦潰爛和過敏性牙痛。長期的燙食還會破壞舌頭表面的味蕾，影響味覺神經傳導，使人的食慾減退，口味越來越重，對人體傷害更大。

最終裁決：為了保護口腔和消化器官的健康，應避免進食過燙的食物。面對過燙的食物，無論味道多麼誘人，都要待涼些再吃。

健康重點：冬日參加晨練，冷空氣就會對鼻腔、氣管、咽和食道有暫時的降溫作用，使身體出現「冷適應」。鍛鍊結束後，若不稍微休息，立刻吞食剛煮好的過燙食物，很容易發生吐血、便血等症狀。

18 吃火鍋喝湯

火鍋，中國獨創的美食，雖然因為食材和調味料的不同，吃起來百鍋千味，但是都一樣令人回味。人們喜歡吃火鍋，除了火鍋吃什麼有什麼的豐富，還在於那種想吃什麼涮什麼的自由，以及涮起來其樂融融的氛圍。

爭議焦點　吃火鍋喝湯。

正方：火鍋湯，結合了羊肉、肥牛、豆製品、菌類、海鮮、各種蔬菜等眾多食品的精華，味道自然鮮美醇厚，營養價值也一定很高。所以，吃火鍋喝火鍋湯是很自然的事情。

反方：有些人吃完火鍋後習慣喝些湯，這種做法

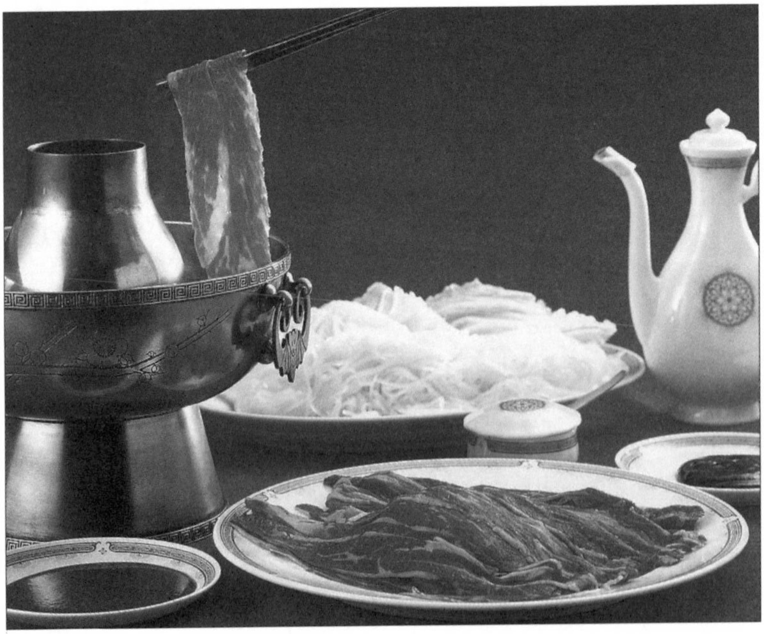

不正確。雖然涮火鍋的過程中有多種食材在鍋裡涮過，但是吃完一餐火鍋，一鍋湯需要反覆燒開許多次，這些食材在沸騰的水中，被長時間地混合煮沸，一般要一個小時以上，各種食材之間會發生一些化學反應。有研究證明，火鍋中各種食材發生化學反應後產生一種可引發痛風的有機化合物──嘌呤，這種物質會導致一些疾病的發生。

最終裁決：火鍋湯不但不像人們想像中的那麼富有營養，而且含有對身體有害的物質，所以，吃火鍋不要喝湯。

健康重點：吃了含有牛羊肉、海鮮、蘑菇等物質的火鍋後不但不能喝湯，還要少喝酒，否則會造成尿酸在血液中沉積，這些都容易導致痛風。

19 常人忽略攝取葉酸

葉酸是水溶性維生素，在一些蔬菜和動物肝臟中含量豐富。日常生活中雖然很多人都知道葉酸這種營養成分的存在，但是很少有人會把它與癌症的預防聯想在一起。也就是說，人們在以各種形式維護身體健康，預防疾病的時候，往往忽略人體葉酸攝取不足會怎樣？

爭議焦點　常人忽略攝取葉酸。

正方：葉酸對於防治癌症具有不同凡響的作用。葉酸是造血和細胞新生、繁殖不可缺少的維生素，如果葉酸缺乏，核酸和蛋白質就無法合成，細胞就無法進行新生和繁殖。更應該值得注意的是，在人體的一些器官的細胞中哪怕是輕微的或者局部的葉酸缺乏，都會使人對癌症的免疫力降低，研究證明缺乏葉酸的人，更容易患肺癌、食道癌、乳腺癌。由此可見，葉酸對正常人來說也是至關重要的。

反方：關於葉酸，很多孕婦在懷孕前或者懷孕前期都知道檢查葉酸是否缺乏。這是因為葉酸是胎兒神經發育的關鍵營養素，如果孕婦飲食中缺乏葉酸，有可能給新生兒帶來危險。懷孕後胎兒在母體內，腦的發育最早也最為迅速；懷孕早期是胎兒中樞神經系統生長和發育的關鍵時期。在這個時期內約4週的時候胎兒的腦細胞增殖迅速，如果在這個關鍵時候補充葉酸，可使胎兒患神經系統疾病的危險減少50%～70%。除了孕婦，很多人認為常人就沒有什麼必要在乎葉酸的攝取了。

最終裁決：生活中，並不是只有孕婦或者即將懷孕的婦女才有必要重視葉酸的攝取，為了人體的更加健康，正常人也應該保持葉酸的攝取，因為葉酸的缺乏除了容易患癌症，還會引起心肌梗塞和中風。

健康重點：

富含葉酸的食物有：

①綠色蔬菜：萵苣、菠菜、番茄、胡蘿蔔、青菜、龍鬚菜、花椰菜、油菜、小白菜、扁豆、豆莢、蘑菇等。

②新鮮水果：橘子、草莓、櫻桃、香蕉、檸檬、桃子、李、杏、楊梅、海棠、酸棗、山楂、石榴、葡萄、奇異果、梨、胡桃等。

③動物食品：動物的肝臟、腎臟、禽肉及蛋類，如豬肝、雞肉、牛肉、羊肉等。

④豆類、堅果類食品：黃豆、豆製品、核桃、腰果、栗子、杏仁、松子等。

⑤穀物類：大麥、米糠、小麥胚芽、糙米等。

⑥核桃油裡也含有葉酸。

20 用水果代替蔬菜

在日常生活中，為了保持身體健康，很多人都知道多吃水果和蔬菜。而有的人就是不喜歡吃蔬菜，他們覺得只要多吃一些水果，也就擁有了足夠的維生素，蔬菜吃不吃也就無所謂了。

爭議焦點 **用水果代替蔬菜。**

正方：當今的水果種類繁多，鑑於水果和蔬菜的營養成分有相似之處，都含有糖分和維生素，且水果比蔬菜的口感又要好很多，吃起來簡單方便，所以，只要多吃幾種水果就能保持營養的供應，蔬菜可以不吃。

反方：每天每個人最好吃七種以上食物。雖然水果和蔬菜都含有維生素，但是水果所含的是葡萄糖、蔗糖以及果糖，屬於半糖和雙糖的碳水化合

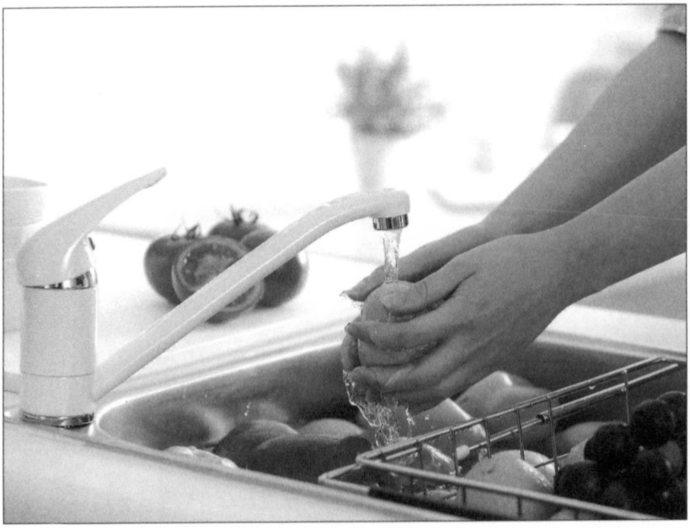

物，蔬菜所含的碳水化合物則多是多糖，屬於澱粉類。如果認為多吃水果就可以代替蔬菜那就錯了，人吃了水果以後，葡萄糖會很快進入血液，如果食用過多，血液中的血糖就會急劇上升，進而刺激胰腺分泌出大量的胰島素，人就會感到頭暈腦脹、全身乏力。另外，葡萄糖特別容易轉化成脂肪，如果吃進水果過多，造成體內脂肪的堆積，人體就容易發胖。而蔬菜含有的多糖必須經過消化酶的溶解後才能吸收，無論吃多少蔬菜都不會造成人體血糖的急劇升高，不會使人發胖。從營養成分來說，水果中除了維生素C含量較高外，其餘的維生素含量均沒有蔬菜那麼多、那麼全。所以，既要吃水果又要吃蔬菜。

最終裁決：如果只吃水果不吃蔬菜，不但容易導致身體發胖，而且無法維持人體內維生素的平衡，所以，千萬不能用水果完全取代蔬菜。

健康重點：生吃蔬菜能夠很好地吸收其中的營養，有防癌、抗癌和預防多種疾病的作用。蔬菜中大都含有一種叫做干擾素誘生劑的免疫物質，它作用於人體細胞的干擾素基因，產生干擾素，成為人體細胞的健康「衛士」，具有抑制人體細胞癌變和抗病毒感染的作用。由於這種免疫物質不能耐高溫，只有生吃蔬菜才能發揮其作用。所以，凡是能生吃的蔬菜，最好生吃；不能生吃的蔬菜，也不要炒得太熟，以盡量減少營養的流失。

21 吃鈣一定補鈣

人體缺鈣，就會導致骨質疏鬆。於是，有的人本著缺什麼補什麼的的原則，當人體缺鈣的時候，就會多補充富含鈣的食物，可是很多時候，卻是收效甚微。

爭議焦點　吃鈣就一定能補鈣嗎？

正方：鈣對人體來說是必不可少的，正常人每天需攝取鈣800—1000毫克，老年人應該相對增加，每天約需1500毫克。鑑於吃鈣一定能補鈣的原理，很多人特別注重日常飲食中對鈣的攝取。對女性來說，因為鈣能夠囤積骨本，為了預防更年期因骨質流失引起的骨質疏鬆症，日常一定要多吃一些含鈣豐富的食

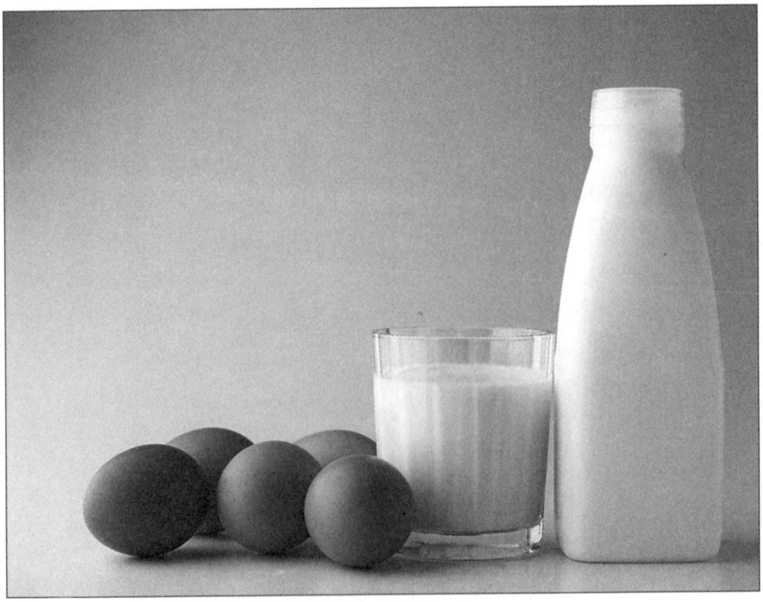

品。

反方：吃含鈣豐富的食物不一定能夠補鈣，含鈣高的食物可以幫助人們攝取更多的鈣質，但是人體並不能保證對這些鈣質都能完全吸收，吃了鈣不一定收到了補鈣的效果。要使鈣質順利地進入人體，還需要一些輔助條件，這就需要在補鈣的同時攝取一些富含維生素D的食物，因為維生素D能夠增加腸道對鈣、磷等元素的吸收，保持蛋白質的充足供應，蛋白質可以加速小腸對鈣的吸收速度。同時也要注意適量微量元素的補充，鋅、銅、氟、鍶、矽，它們對骨的代謝有一定的促進作用。補鈣期間還要注意減少對富含草酸、植酸和鎂元素的食物的攝取，因為這些物質易與鈣發生反應，影響人體對鈣的吸收。

最終裁決：補鈣並不是單方面的吃了鈣就能補鈣，還要注意與其他營養素的協調。否則攝入人體的鈣，只有三分之一被人體吸收，另有三分之二則會被人體排出體外。即使鈣攝取了很多，也不能達到補鈣的效果。

健康重點：含鈣豐富的食品有鮮奶以及乳製品、大豆及豆製品、花生、甘藍類蔬菜、花椰菜、綠色葉菜、核桃、葵花子、髮菜、海帶、帶骨的小魚、帶皮殼的海產品等。

22 多吃增加免疫力

處於相同的環境中，有的人能夠很健康地生活，有的人卻經常生病，這是免疫力不同的原因。為了擁有一個健康的身體，延緩人體的衰老，能夠適應生活和工作的變化，很多人都注重自身免疫力的提高。

爭議焦點　多吃增加免疫力。

正方：「人是鐵，飯是鋼」的古訓在很多人心中已經刻下了深深的烙印，所以為了增強體質，提高自身免疫力，很多人就咬緊牙關多吃，盡可能多的攝取各種營養成分。

反方：多吃並不一定能夠增加免疫力，攝取的

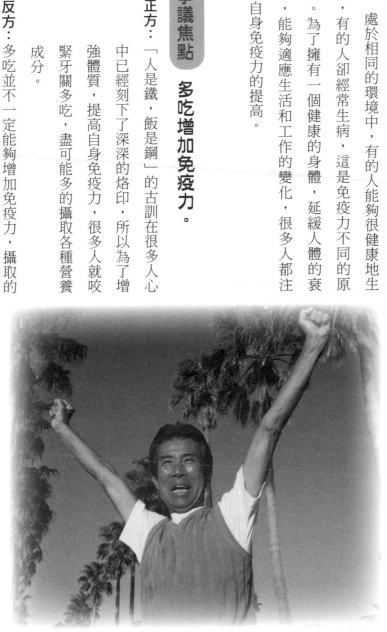

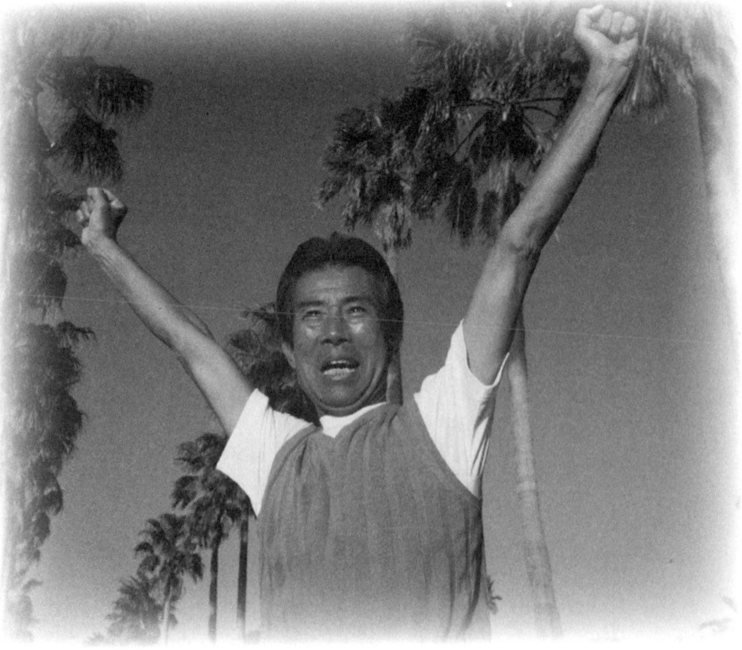

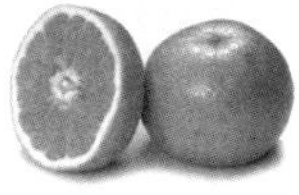

食物越多，產生的熱量越高。當人體的熱量過高時，剩餘的熱量就會儲存到脂肪細胞中，人就會變得肥胖起來。肥胖者巨噬細胞的吞噬能力要比正常人低20％以上，免疫功能下降，抵抗疾病的能力必然減弱。對女性來說，因為肥胖會導致雌性激素的分泌下降，容易便秘，皮膚毒素增加，身體器官更易於老化。

最終裁決：超熱量的攝取帶來的是身體免疫力的下降，所以人體並非在飲食中吃的越多越能增加免疫力。

健康重點：美國營養學家稱，橙汁、胡蘿蔔、大蒜等物質含有的營養成分能夠刺激免疫系統工作、增強人體免疫力。人體缺乏維生素C、維生素B_6、維生素B_{12}、胡蘿蔔素、維生素E、葉酸、煙鹼、泛酸、鐵、鋅等會影響到免疫機能，為了提高人體免疫力，可以多吃香菇、蒜等，盡量少吃高脂肪食物、菸酒、咖啡等扼殺免疫力的食物。

23 吃蔬菜越多越好

現代人對飲食越來越講究了，唯恐飲食不當，導致「病從口入」。特別是人到中年，更加注重健康，認為日常飲食少吃油膩的肉食，多吃一些新鮮的蔬菜和水果，不但不會發胖，還能夠增加身體的免疫力。

爭議焦點　吃蔬菜越多越好。

正方：蔬菜中含有對人體健康非常有利的植物纖維和維生素，可以促進腸道蠕動，有利於排泄，滿足身體所需的微量營養素，多吃蔬菜還能夠維持身體的鹼性，不會因為吃多了而擔心發胖所帶來各種疾病。

反方：蔬菜中含有亞硝酸鹽，當吃入過量的蔬菜

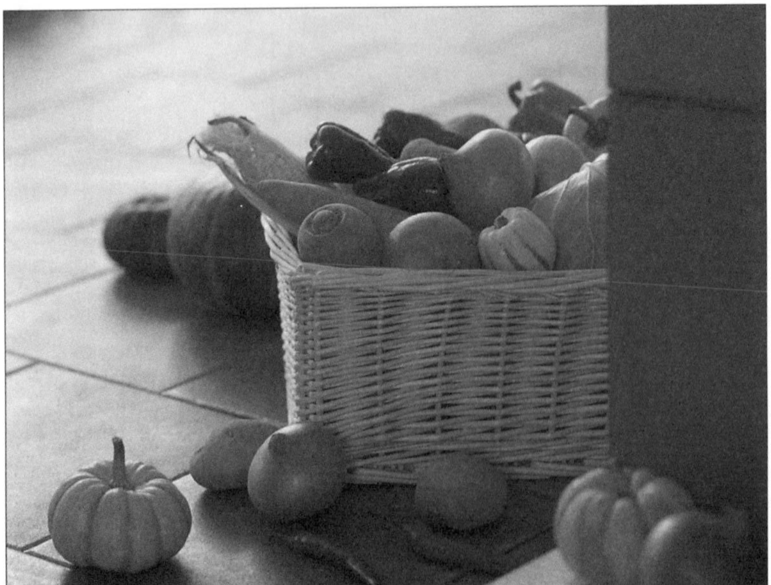

時，人體的消化系統來不及消化，部分蔬菜在腸道中腐爛，在細菌的作用下硝酸鹽變成了亞硝酸鹽。硝酸鹽雖然沒有毒，但亞硝酸鹽是強烈的致癌物質，另外，像菠菜、番茄等都含有草酸，如果攝取過多極易與其他含鈣物質形成草酸鈣，如果經常食素就會得結石。春筍、芹菜等含粗纖維較高，吃多了很難消化，不利於腸胃的健康。所以食用蔬菜的時候，也並非越多越好。

最終裁決：蔬菜並非吃的越多越好，對於飲食，還是各種食物的攝取都適量為最佳。

健康重點：特殊人群巧吃蔬菜好處多，血液病患者應多吃捲心菜、菠菜或飲其生鮮蔬菜汁液，因為菜中的葉酸有助於造血功能的恢復；對高血壓、眼底出血患者來說，如果每天早晨空腹吃鮮番茄1～2個，可有明顯的療效；咽喉腫痛患者，細嚼慢嚥青蘿蔔或青橄欖等，可使腫痛很快消失。

24 經常吃宵夜

當今，人們的夜生活越來越豐富，綜觀各個街道旁的小吃店、風味店、速食店，無論是充滿風味特色的地方小吃，還是時尚的異國大餐，都備受喜歡吃宵夜人士的青睞。

爭議焦點　經常吃宵夜會不會變胖？

正方：當工作累了的時候，或者娛樂過後，就會感到飢餓，餓了自然就應該吃飯，以補充身體消耗掉的能量。

反方：吃完宵夜之後不久，就是睡眠時間，攝入食物中的葡萄糖會在胰島素的作用下，轉變為脂肪，久而久之，肥胖是必然的。

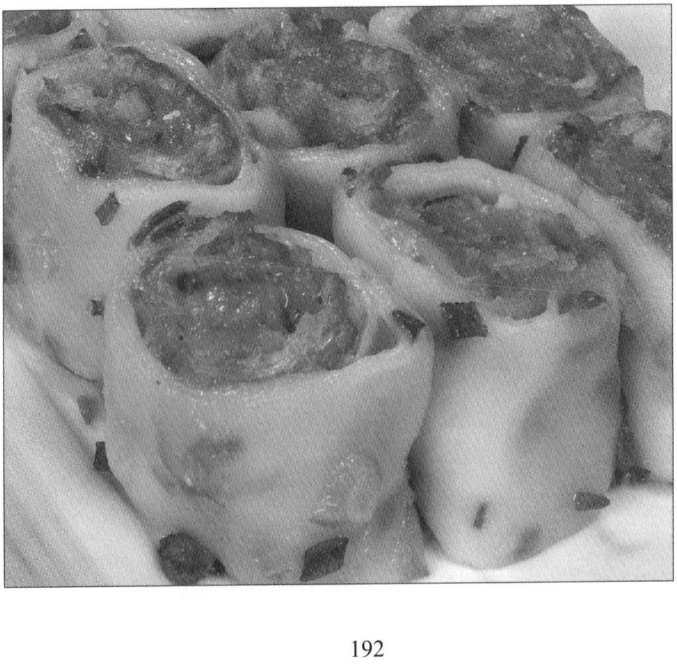

最終裁決：胰島素在晚上分泌較強，為了避免過多的食物在夜間轉變成脂肪，所以最好不要養成吃宵夜的習慣。如果是因為工作繁忙經常要加班，那麼可以在加班前先用餐以補充體力，然後再加班。

健康重點：如果你一定要吃宵夜才能入睡，最好在睡前2小時吃完，並避免油脂高的食物。油膩食物會讓消化變慢，延緩胃排空時間，有些人因此會在夜裡睡不好，甚至影響隔天一早的食慾，吃不下早餐。宵夜的熱量應該控制在200卡左右，一杯低脂牛奶加2～3片蘇打餅、清淡的湯麵或鹹粥、燕麥片、紅（綠）豆湯等都是比較好的選擇。

25

鹽攝取越少越好

做菜的時候放鹽不僅能夠增加菜餚的滋味，還能促進人體消化液的分泌，可以增進食慾。如果做菜的時候鹽放多了，就會導致鹹味過重，對人的健康也很不利，增加患高血壓、肥胖症的危險。所以生活中很多人對鹽的食用都很小心。

爭議焦點 鹽攝取越少越好。

正方：鹽號稱「百味之王」，為人們的飲食增添了色彩，但是鑑於鹽對身體可能帶來的各種傷害，為了預防疾病，鹽還是吃得越少越好。

反方：人體內的鈉離子在血漿中為主要的陽離子之一，在血液中的濃度應該為142毫升，它決定著血漿的滲透壓。如果經常攝取過少的

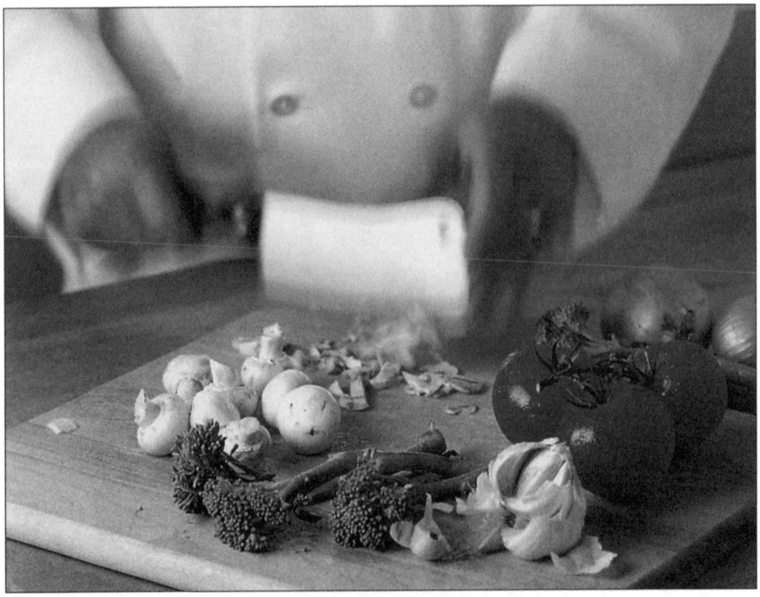

鹽，那麼血鈉就會降低，血漿滲透壓也隨之降低，使身體內外滲透壓失去平衡，導致水分進入細胞內，嚴重的會出現腦水腫。症狀為出現意識障礙，包括嗜睡、乏力、神志恍惚；甚至發生昏迷。

最終裁決：飲食雖然宣導力求清淡，並不是鹽吃得越少越好，每人每天大約6克鹽為宜。

健康重點：當鹽分攝取過多引起腫脹時，需要多吃一些富含鉀的食物，比如香蕉、紅薯、無花果、乳酪、西瓜、杏、哈密瓜或甜瓜等。這是因為，鉀是與鈉同族的化學元素，它可以溶解並替換出多餘的鈉，使其從尿液中排出，進而減輕腫脹。鉀還對降低血壓非常有幫助。

26 夏季冷熱同食

夏季可以吃到麻辣火鍋、麻辣燙，還可以痛快地把涼爽的啤酒、飲料一飲而盡，享受到那種痛徹肺腑的快感。有人不禁會問，這種冷熱同食的飲食方式到底科學嗎？

爭議焦點 **夏季冷熱同食。**

正方：夏季吃熱飯或者喝熱湯的時候，很多人喜歡同時喝冰凍的飲料或者啤酒。這樣吃既開胃增加了食慾，又不妨礙解渴，還能避免熱得大汗淋漓。

反方：夏季，冷食、熱食、甜食一起吃，由於不同的食物溫度差別很大，進入人體消化系統後，由於溫度的驟然變化會使腸胃道受到極度的刺激，造成腸胃黏膜不同程度的損傷，對腸胃道吸收食物造成障礙，輕者腹瀉，重者腸胃出血。

最終裁決：夏季，不管天氣多熱，為了保護腸胃道的健康，都不要一邊吃熱飯的時候一邊喝冷飲。

健康重點：夏天有人喜歡喝冰鎮咖啡和雞尾酒，但這兩種飲品都含有強刺激物——咖啡因和酒精，冰鎮以後對人的腸胃道刺激更大，是肝髒、心臟、動脈、消化系統等人體重要組成部分的健康殺手。

27 飯後百步走

俗話說：「飯後百步走，活到九十九。」很多人遵照這個代代相傳的養生習慣，吃完飯後從飯桌前站起來就開始去外面散步。

爭議焦點 飯後百步走。

正方：吃完飯後不要窩在沙發上或者躺在床上，多運動，尤其是晚上，自然能夠減少脂肪的堆積。

反方：飯後百步走不利於食物的消化，人的胃在飯後是處於充盈狀態的，即使是非常輕微的運動，也會使胃部受到震盪，進而增加了胃部負擔，影響消化功能。

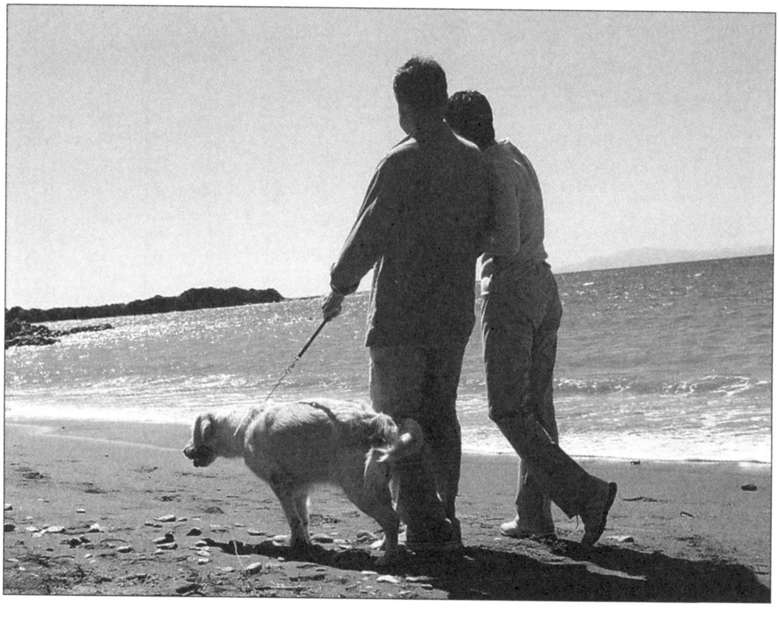

最終裁決：飯後休息30分鐘，等胃內的食物適當消化一些後，再開始走走較為適宜。這樣對消化系統的影響會較小一些。盡量選擇空氣清新的綠蔭小道或公園，行走的時候保持輕鬆的心情慢慢踱步，每次30分鐘左右，這樣對消化能夠達到一定的促進作用。

健康重點：體質較差，尤其是患有胃下垂等病的人。這些人飯後不宜散步，就連一般的走動也應減少。因為飯後胃內食物充盈，此時再進行直立性活動，就會增加胃的振動，加重胃的負擔，引起或加重胃下垂。特別是老年人消化功能減退，如果飯後腸胃血液供應不足，不僅會影響食物消化與吸收，還會引起消化不良症。對患有高血壓、動脈硬化等心血管疾病的老年人來說，飯後腸胃活動增加，腸胃的血流增加，腦部的血流相對減少，飯後更不宜立即「百步走」。

28 吃腐爛的水果

生活中，常常會出現這樣的情景：洗好的水果放在餐桌上，由於工作、應酬忙的原因沒時間吃，等到想起來的時候，鮮亮的水果已經乾癟，有的還長出難看的小爛點，甚至有的大半部分已經爛掉了。可是有些人依舊捨不得扔掉，重新洗洗，將腐爛的部分挖掉，繼續吃。

爭議焦點 **吃腐爛的水果。**

正方：水果發生黴變腐爛，各種微生物特別是各種真菌都會在腐爛水果中不斷加快繁殖，並在繁殖過程中產生大量有毒物質。如果把爛掉的部分去掉，只吃沒有發生腐爛的部分，對身體是不會有傷害的。

反方：腐爛的水果萬萬不能吃！這是因為水果發生腐爛後，在距離腐爛部位1釐米處的正常果肉中，仍可驗出毒素。當有毒物質使水果腐爛後，就會不斷從腐爛部分，透過水果汁液向未腐爛部分滲透、擴散，導致未腐爛部分同樣含有微生物的代謝物。誤食了爛水果中的真菌毒素，可能會發生頭暈、頭痛、噁心、嘔吐、腹脹等，嚴重的還會發生中風、昏迷，危及生命。其中對人體健康威脅最大的有毒物質是展青黴菌的毒素。吃入後除了會對神經、呼吸、泌尿等系統造成傷害外，還有較強的致癌作用。此外，水果腐爛後其所含的硝酸鹽，還會變成有毒的亞硝酸鹽。所以水果中沒有腐爛的部分吃後對身體也有傷害。

最終裁決：腐爛的水果即使把爛掉的部分挖掉也不要吃，因為沒有腐爛的部位其實已經有毒素存在了。所以水果最好少量購買為宜，如果發生霉爛就扔掉。

選購訣竅：挑選水果學問多，大小差不多的水果重量較重的組織較細密，水分也較多；果型飽滿較佳，如芒果飽滿則肉多籽小；椰子飽滿則汁多；蒂頭及臍的部分較開展，是水果成熟的象徵；水果外觀的紋路明顯開展，且分布均勻較佳；櫻桃、蓮霧、柳丁、葡萄等硬度高的較不錯；色澤要鮮豔自然，不要死色；有絨毛的水果，絨毛長的較佳；外皮細緻光滑的較不錯。

29 多吃鹹菜

醬缸、鹹菜缸對在農村或四合院長大的孩子都不陌生，那些吃慣了鹹菜的人，即便到了幾十歲也離不開鹹菜。如果餐桌上沒有鹹菜，就會覺得吃飯沒有味道。

爭議焦點 多吃鹹菜。

正方：鹹菜是一種美味，可以增加食慾，用來佐餐是一種很不錯的選擇，最重要的是吃起來方便，而且大多是蔬菜製成的，包含了蔬菜的營養成分。

反方：蔬菜醃製成鹹菜後，其所含的維生素流失較多，維生素C幾乎全部流失；而且在醃製的過程中，蔬菜常被微生物污染，如

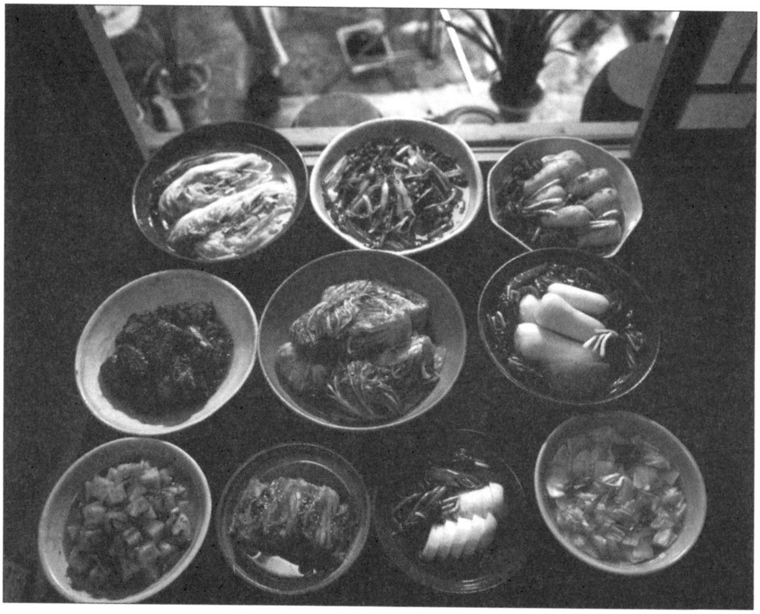

果加入食鹽量小於15%，蔬菜中的硝酸鹽可被微生物還原成亞硝酸鹽，人若進食了含有亞硝酸鹽的醃製品後，會引起中毒。另外，亞硝酸鹽在人體內遇到氨類物質時，可生成亞硝氨。亞硝氨是一種致癌物質，故經常吃醃製品容易致癌。

最終裁決：對於具有不可抵擋美妙滋味的鹹菜，少吃一些還是可以的。如果經常性的多吃，就會危害人體的健康了。

健康重點：鹹菜在開始醃製的2天內亞硝酸鹽的含量並不高，只是在第3～8天亞硝酸鹽的含量達到最高峰，第9天以後開始下降，20天後基本消失。所以醃製鹹菜一般時間短的在2天之內，長的應在醃製一個月以後才可以食用。醃製成鹹菜後，在吃前可用水煮2分鐘或日照30分鐘，或用熱水清洗的方法處理，可在一定程度上去除鹹菜中殘存的亞硝酸鹽。

30 不及時洗碗筷

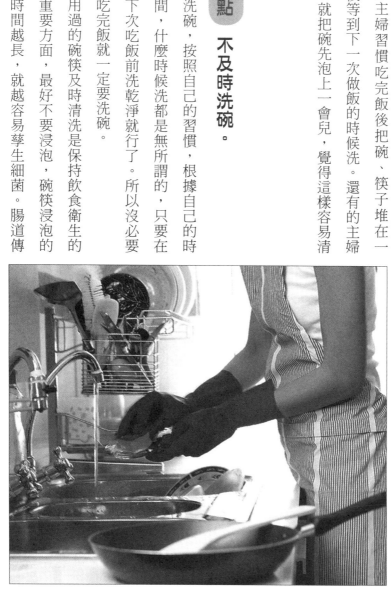

有的主婦習慣吃完飯後把碗、筷子堆在一起，然後等到下一次做飯的時候洗。還有的主婦吃完飯，就把碗先泡上一會兒，覺得這樣容易清洗。

爭議焦點 **不及時洗碗。**

正方：洗碗，按照自己的習慣，根據自己的時間，什麼時候洗都是無所謂的，只要在下次吃飯前洗乾淨就行了。所以沒必要吃完飯就一定要洗碗。

反方：用過的碗筷及時清洗是保持飲食衛生的重要方面，最好不要浸泡，碗筷浸泡的時間越長，就越容易孳生細菌。腸道傳

播疾病的微生物種類很多，像沙門氏菌、變形桿菌、副溶血弧菌、痢疾桿菌、大腸桿菌等很容易附著在碗筷上，及時洗碗不失為杜絕細菌傳播滋生的有效方法。

最終裁決：吃完飯就及時洗碗，不僅保持了廚房的乾淨，也阻止細菌的滋生和蔓延。為了保持碗筷的清潔，最好定期消毒。

健康重點：每次用過的碗筷除了及時清洗，還要注意：洗後的碗筷最後要用流動的自來水沖洗，不要用洗碗布擦乾；如果有客人來或家中出現腸道病人時，碗筷必須經煮沸20分鐘消毒。

31 空腹喝牛奶

喜歡喝牛奶的人日益增多，牛奶幾乎成了人們生活中的最佳營養品。不過，如果飲用不當，很容易導致營養成分流失，造成不必要的損失和浪費。

爭議焦點 空腹喝牛奶。

正方：喝牛奶可以給身體補充了能量，在清晨上班前如果來不及吃早餐，喝杯牛奶對身體健康很有好處。

反方：空腹喝牛奶，胃液被稀釋，不利於食物的消化和吸收。空腹時腸道蠕動很快，牛奶在腸胃迅速通過，由於存留時間很短，營養成分往往來不及吸收，就進入了大腸。人在喝牛奶的時候，胃部接收到食物刺激的信號分泌出大量的胃酸，而過多的胃酸導致蛋白質變性沉澱，營養更不易被腸胃吸收，嚴重情況將會導致消化不良和腹瀉。所以喝牛奶前最好吃一些麵包、餅乾類點心，這樣既保持牛奶營養可以充分吸收，又能使身體獲得足夠的熱量，整個上午都會感到精力充沛。

最終裁決：喝牛奶前最好吃一些點心，這樣才能保持身體對營養的吸收，有利於身體健康。

健康重點：牛奶，睡前喝更有利於人體對鈣的吸收與利用。人體進入睡眠到凌晨以後血液中鈣的水準會逐漸降低，為了維持血鈣的平衡，甲狀腺分泌亢進，促使骨組織中的一部分鈣鹽，溶解到血液中。這一過程是人體的自我調節功能，時間長了，很容易導致骨質疏鬆症。如果睡前喝牛奶，牛奶中的鈣在緩慢的被血液吸收的過程中，夜間血鈣得到了補充、維持平衡，能夠防止骨質流失、骨質疏鬆症。

第4章
搭配不當出爭議

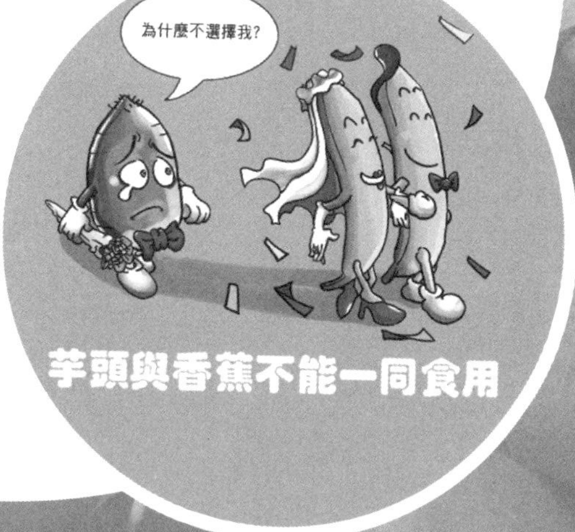

芋頭與香蕉不能一同食用

1 番茄 vs 馬鈴薯

番茄炒馬鈴薯是一道家庭餐桌上的常見菜，做起來簡單，深受時尚美眉和身材發福者的青睞！番茄富含維生素C，美容養顏功效顯著，又是當下營養專家提倡的紅色食品，而馬鈴薯是一種鹼性蔬菜，有利於身體的酸鹼平衡，非常利於消化。兩種美妙的蔬菜一起炒食，紅白相間，真是人間美味。可是，人間美味也有被質疑的時候。

爭議焦點 **番茄炒馬鈴薯。**

正方：番茄炒馬鈴薯是人間美味，堅決捍衛其在餐桌上的地位。

原因在於：

①番茄含有豐富的胡蘿蔔素、維生素B群和維生素C，尤其是維生素P的含量居於蔬菜之冠，無論涼拌還是

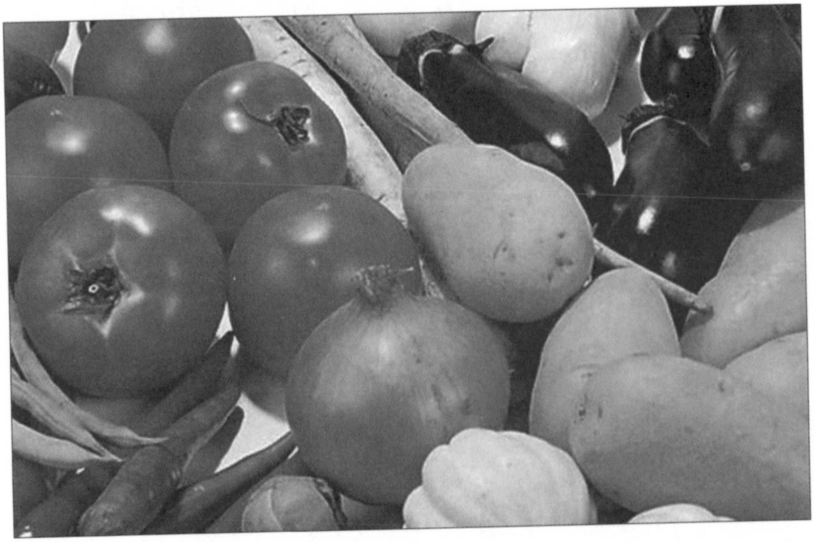

熟食都一樣的味道鮮美，番茄還含有一種抗癌、抗衰老的物質——谷胱甘肽，能使體內某類細胞推延衰老，減少癌症的患病機率。

②馬鈴薯含有大量澱粉以及蛋白質、維生素B群、維生素C、膳食纖維，熱量高而且不含脂肪，能寬腸通便，幫助身體及時排泄代謝毒素，防止便秘，預防腸道疾病的發生；而且具有預防心血管和系統的脂肪沉積，保持血管的彈性的功能。

番茄炒馬鈴薯片做起來簡單，味道鮮美令人食慾大增，對高血脂患者和正在美容瘦身的人大有好處，而且食材容易購買，價格實惠。

反方：馬鈴薯和番茄一起食用後，因為馬鈴薯進入消化系統會在人體腸胃中產生大量的胃酸，番茄在較強的酸性環境中會產生不溶於水的沉澱物，進而導致食慾不佳、消化不良。不管多麼美味的食物如果食用後給身體帶來的是傷害，都是不划算的，棄之是最明智的選擇。

最終裁決：不管是喜歡吃番茄的朋友，還是喜歡吃馬鈴薯的朋友，都應該放棄番茄炒馬鈴薯這道菜，因為身體健康才是飲食的第一要義。

搭配原則：番茄用於炒菜食用，和雞蛋搭配最合乎營養和美食的原理，而且兩者互相補充。馬鈴薯和牛肉、白米、豆角、芹菜搭配，不僅能互相彌補，還能夠達到防病、治病的效果：與白米同食可提高氨基酸的利用率，與豆角同食可防止急性腸胃炎、嘔吐、腹瀉，與芹菜同食可起到健脾除濕、降血壓的作用。

健康連結：從健康飲食的角度來講，有一道和馬鈴薯有關的菜餚我們也要捨棄，那就是馬鈴薯燉牛肉。牛肉富含蛋白質，氨基酸組成比豬肉更接近人體需要，能提高身體抗病能力，特別對補充失血、修復組織等方面特別適宜。冬季食用牛肉還可以暖胃。於是很多人把馬鈴薯和牛肉搭配起來食用，美味和營養使其大受歡迎。但是馬鈴薯和牛肉在消化時所需要的胃酸濃度不一樣，會在胃中的消化時間延長，進而導致腸胃功能紊亂。

選購訣竅：

①番茄要盡可能買正圓形的，不要扁圓形的，蒂頭小的可食用率高，所以盡量挑選蒂頭小的。不要買青色番茄以及有青色蒂頭的番茄，這類番茄不但營養差，而且含有的番茄素有毒性。

②馬鈴薯市場上主要有兩種，挑選黃肉、肉質緻密、水分少的較好，這種馬鈴薯富含胡蘿蔔素，不僅營養價值高，口感也好。表皮深黃色和紫色的為佳，不要買發芽的和綠顏色的，這兩種馬鈴薯有毒，即使煮熟後也不能破壞其毒性。

2 豆腐 VS 小蔥

小蔥拌豆腐是一道極簡單又樸素的菜，但是喜歡這道菜的人可不在少數。嫩白清爽的外形加上爽脆清新的口感，令人食慾大增的同時也獲得了營養。

爭議焦點 小蔥拌豆腐。

正方：豆腐是我國一種營養豐富的傳統食品，豆腐中的鈣和鎂主要來自於石膏和鹵水。鎂是對心血管十分有益的一種元素，能夠降低心血管疾病的發生，同時對牙齒和骨骼的強健作用顯著。小蔥葉子富含維生素Ａ，能防治疾病，可謂佳蔬良藥。食用後能刺激身體消化液分泌，健脾開胃，增進食慾。所以，傳統小菜小蔥拌豆腐被國人喜歡和推崇是有科學道理的。

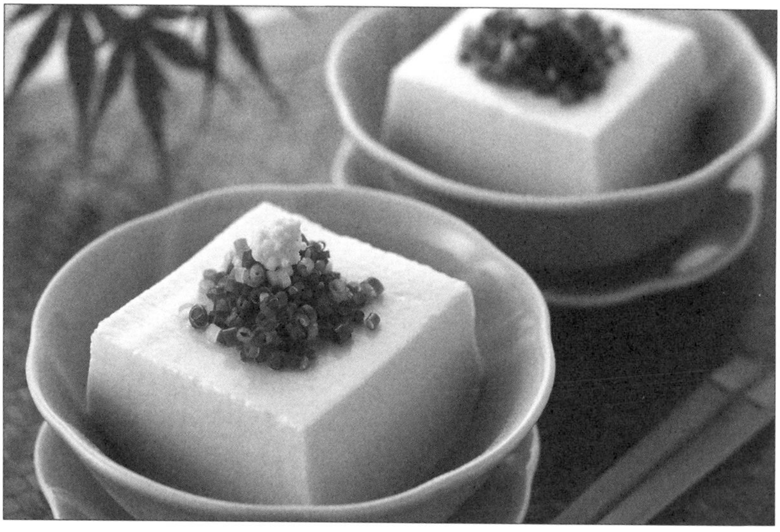

反方：從營養學來看，豆腐與蔥是相剋的，兩者同食會影響鈣元素的吸收。因為蔥中含有大量的草酸，而豆腐中的鈣與蔥中的草酸結合會形成白色的沉澱草酸鈣，人體吸收起來相當困難。鈣是人體正常生理機能所需的礦物質，如果長期人為地造成對鈣的吸收困難，加上日常生活中進食不足，就會導致人體內缺鈣，出現軟骨症、小腿抽筋、骨折等症狀。所以，即便是習以為常的生活習慣，但是違背了科學飲食的營養原則，還是捨棄為好。

最終裁決：小蔥拌豆腐影響人體鈣質的吸收，造成了食物營養的流失，所以，雖然美味，還是不要把小蔥與豆腐放在一起食用。

健康連結：大蔥炒豆腐也同樣會造成人體鈣質的缺乏，即便是在有豆腐的菜餚中放入蔥花，同樣不利於營養元素的吸收，另外，有些含草酸的蔬菜如菠菜、苦瓜、鮮筍等同時燒煮時，也要先把菜用沸水燙一下，去掉大部分草酸後，才可以防止生成草酸鈣。

3 黃豆 VS 豬蹄

黃豆燉豬蹄的營養價值，單從名字看就足以令人滿口生香。豬蹄中的膠原蛋白在烹調過程中可轉化成明膠，明膠能結合水，進而有效改善身體生理功能和皮膚組織細胞的儲水功能，美容養顏、豐胸效果都不錯。經常食用黃豆，能營養皮膚、肌肉和毛髮，使皮膚潤澤細嫩，富有彈性。因此，黃豆燉豬蹄自然而然就解決了很多女孩既不想吃膩又想達到塑身目的的煩惱。

爭議焦點 黃豆燉豬蹄。

正方：黃豆的營養價值早已深入人心，黃豆中富含的賴氨酸，是幫助其他營養物質被人體充分吸收和利用的關鍵物質。黃豆還具有降低膽固醇的功效，能夠保護心臟。豬蹄含有豐富的膠原蛋白，在烹調過程中可轉化成明膠，能結合許多水，防止皮膚過早摺皺，延緩皮膚衰老；能夠促進毛皮生長，預防和治療進行性肌營養不良，使冠心病和心血管疾病得到改善，對消化道出血、失水性休克有一定的療效。所以，黃豆燉豬蹄無論是對於年輕人的美容養顏，老年人的身體保健，還是對四肢疲勞，腿部抽筋、麻木，消化道出血，失血性休克及缺血性腦病患者的滋補都很有益。

反方：黃豆和豬蹄都是營養豐富的食品，但是兩者一起做菜，營養價值不但不能增值，連一加一等於二的等值都不能達到。豆類含有多酚，多酚影響蛋白質的可溶性，會降低利用率。黃豆的膳食纖維中含有醛醣酸殘基，豬蹄富含礦物質，兩者合成螯合物，進而干擾或降低人體對這些元素的吸收。

最終裁決：黃豆和豬蹄放在一起做菜營養難以吸收，還是不要搭配在一起吃為好。另外，黃豆也不適合和豬肉一起食用。

健康連結：如果為產後媽媽補充營養，不妨用花生代替黃豆。做為補血能手的花生，還有保持乳腺暢通的作用，而豬蹄含有大量膠質成分，可讓胸部更結實有彈性。

4 黃瓜 vs 番茄

黃瓜、番茄是夏日裡諸多家庭的當家菜，口感滑脆、味道鮮美、消暑開胃，深得大家喜歡，去外面用餐，很多餐廳習慣把青椒、紅心蘿蔔、生菜、蔥頭、番茄、大蔥、黃瓜等不同蔬菜搭配在一起蘸醬生吃，而且有個很時尚的菜名「大地回春」或者「大豐收」，賞心悅目之餘又添加了一份貼近自然的感覺。

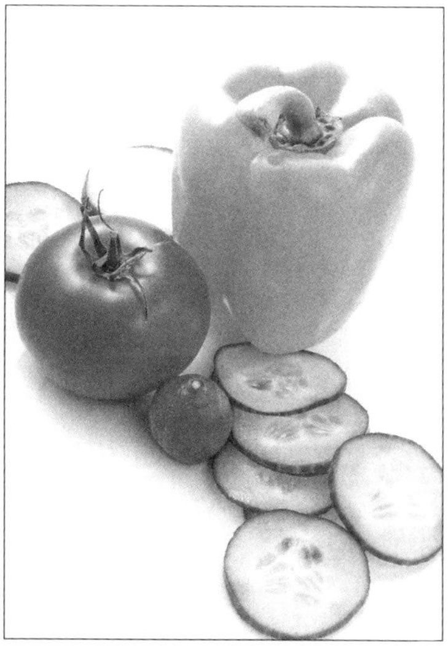

爭議焦點　番茄拌黃瓜。

正方：黃瓜含有黃瓜酸，人體食用後能促進新陳代謝，有助於排出體內毒素。黃瓜中維生素C的含量很高，經常食用能抑制黑色素的生成可以美白肌膚，保持肌膚彈性。黃瓜還能抑制糖類物質轉化為脂肪，對肺、胃、心及排泄系統非常有益。令人想像不到的是，爽脆的黃瓜還含有苦味素，能夠抗癌，是糖尿病患者的絕佳食品。

昔日被美洲人稱為「狐狸的果實」的番茄，現今已經成了我們餐桌上不可缺少的美味。無論是涼拌還是炒食或者燉菜，都是味道鮮美，令人食慾大開。

在提倡飲食少油、少鹽、少糖的今天，將番茄和黃瓜一起涼拌，很受人們的青睞。

反方：黃瓜的營養成分中含有一種維生素C分解酶，如果和維生素C含量豐富的蔬菜一起食用，這種分解酶會破壞其他蔬菜中的維生素C。眾所周知，番茄維生素C含量豐富居各種蔬菜之首，如果黃瓜和番茄一起食用，從番茄中攝取的維生素C，就會被黃瓜中的分解酶破壞。黃瓜和番茄都擔負著為人體提供豐富維生素C的重任，為了預防人體缺少維生素C，而引起身體疾病，在食用含維生素C豐富的蔬菜和水果時，應盡量避免和黃瓜一起食用。

最終裁決：無論是各路蔬菜齊聚的「大地回春」涼菜，還是將番茄直接和黃瓜涼拌，這些吃法都是不正確的。

健康連結：黃瓜含有的丙醇二酸能抑制碳水化合物在人體內轉化為脂肪，減肥人士多吃黃瓜非常有利。但要注意，不要吃醃黃瓜，因為醃黃瓜含鹽量很高，不但達不到減肥效果反而會引起身體發胖。

5 南瓜 VS 紅薯

南瓜是一種宜菜宜糧的食物，種植歷史悠久，且種植範圍廣泛，特別是近幾年隨著患有「貴族病」人群的擴大，南瓜成為糖尿病患者的新寵，使本來帶有些許老土味道的南瓜終於登上大雅之堂。人們在做南瓜粥的時候總是習慣放入一些紅薯，覺得這樣不但營養更加豐富，而且吃起來口感也更好。

爭議焦點

南瓜和紅薯一起食用。

正方：南瓜含有的微量元素鈷，是居各種蔬菜之首，鈷是胰島細胞合成胰島素必備的微量元素，常吃南瓜可防治糖尿病。南瓜含有的果膠可以延緩腸道對糖和脂肪的吸收，達到減肥的目的。南瓜含有的亞硝氨可以幫助恢復肝、腎功能，增強肝、腎細胞的再生能力，並可以預防高血壓以及肝、腎細胞的病變。紅薯被歐美人譽為

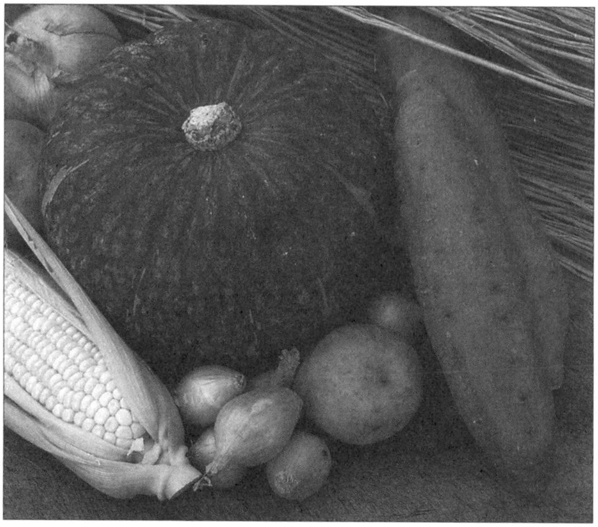

「第二麵包」，法國人稱它是當之無愧的「高級保健食品」。南瓜和紅薯一起食用，一定會很健康。

反方：南瓜的營養成分中，豐富的纖維素和果膠，可以融合多餘的膽固醇，進而降低血液中的膽固醇含量，能有防止動脈粥樣硬化的作用。但是南瓜容易產氣，愛生氣的及平時容易感到脘腹脹滿的人，注意不要多吃，南瓜更不能和紅薯放在一起吃，因為南瓜和紅薯一起吃，會增加脘腹脹滿的程度。

最終裁決：為了防止脹氣，南瓜和紅薯不能在一起吃。需要注意的是，除了紅薯，南瓜也不適合和馬鈴薯一起吃。南瓜屬於粗纖維食物，在人體吸收緩慢，吃這類粗纖維食物，容易造成飯後高血糖的發生，因此糖尿病患者吃南瓜也要適量，不宜多吃。

健康連結：有研究顯示，從南瓜葉中提取的新鮮深綠色汁液，如果用等量的鮮奶稀釋，每天一杯可以達到很強的滋補作用，有助於男性增強性慾，提高精子品質，恢復生殖能力。另外，南瓜子中含有豐富的鋅，吃南瓜子也能達到提高精子品質的目的。

6 胡蘿蔔 VS 辣椒

胡蘿蔔和辣椒都是生活中常見的蔬菜，皆因豐富的營養成為百姓餐桌上的日常美食，甚至成為某些地區的佐餐主菜。研究證實胡蘿蔔炒食營養利用率最高，辣椒能夠刺激食慾，把兩者放在一起吃，是個不錯的創意！

爭議焦點 涼拌胡蘿蔔辣椒。

正方：胡蘿蔔含有豐富的胡蘿蔔素、維生素C和維生素B群，對人體非常有益。含有的植物纖維，吸水性強，在腸道中體積容易膨脹，被稱為腸道中的「充盈物質」，能夠加強腸道的蠕動，進而有利寬腸，通便防癌效果不錯。

紅辣椒含有豐富的胡蘿蔔素和維生素A，強烈的香辣氣味能刺激唾液和胃液的分泌，增強食慾，

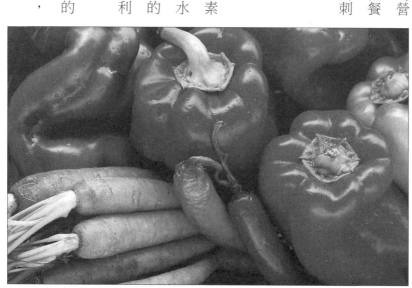

促進腸道蠕動，幫助消化；含有的辣椒素，能夠加速脂肪的新陳代謝，燃脂效果不錯。

胡蘿蔔拌辣椒，口感爽脆，營養豐富，既美容養顏又能苗條體形，而且整道菜看上去色、香、味齊全，深受愛美女孩們的喜愛。

反方：胡蘿蔔、辣椒不宜一起生吃，因為胡蘿蔔除了含有大量的胡蘿蔔素外，還含有維生素C分解酶，如果胡蘿蔔和辣椒一起生吃，胡蘿蔔就會把辣椒含有的豐富維生素C分解，降低辣椒的營養價值。

最終裁決：雖然胡蘿蔔和辣椒不能在一起生食，但是由於維生素C分解酶不耐熱，50℃時就能被破壞，所以如果喜歡胡蘿蔔和辣椒一起吃，可以炒食。

健康連結：胡蘿蔔含有豐富的胡蘿蔔素，及維生素B_1、B_2、C、D、E、K、葉酸、鈣質及食物纖維等，如果每天都能喝一點胡蘿蔔汁，能促進新陳代謝，自然降低體重，對疏於活動的上班族來說，還可以治療便秘，達到預防感冒、鞏固視力的作用。

7 芋頭 vs 香蕉

在日常生活中，香蕉是很多人喜愛的水果，心情鬱悶時、大便燥結時很多人喜歡吃根香蕉來排解煩惱、疏通腸胃。特別是很多愛美的女性，為了美容塑身，早餐吃根香蕉，既補充了能量又保持身材。在鹼性食物被越來越多的人青睞時，吃起來口感細軟、綿甜香糯的芋頭自然逃不過愛好美食又懂得營養的人們的法眼，芋頭的營養價值近似於馬鈴薯，而且不含龍葵素，易於消化而不會引起中毒，美容美髮、養顏護膚效果顯著。

爭議焦點　芋頭與香蕉一同食用。

正方：芋頭營養價值很高，富含蛋白質、鈣、磷、鐵、鉀、鎂、鈉、胡蘿蔔素、煙酸、維生素C、維生素B群、皂角甙等多種營養成分，是老幼皆宜的

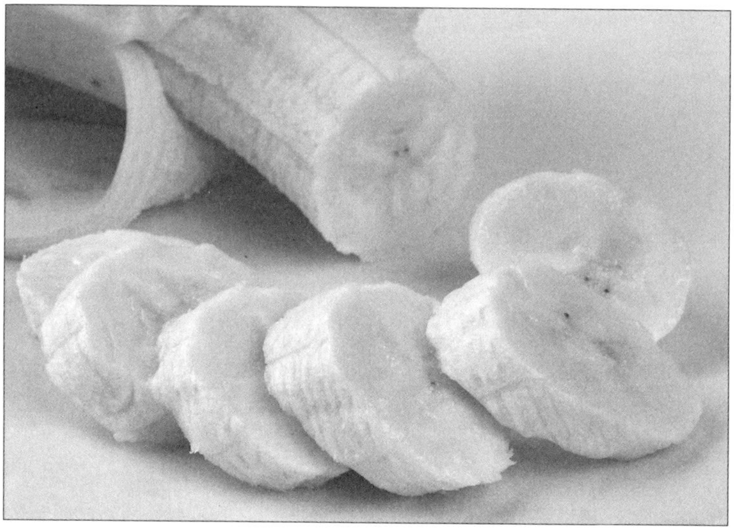

滋補品。它能增強人體的免疫功能，含有的黏液蛋白，被人體吸收後能產生免疫球蛋白，可提高身體的抵抗力。芋頭還含有豐富的黏液皂素及多種微量元素，對於身體糾正微量元素缺乏導致的生理異常能夠有促進作用，同時芋頭能增進食慾，幫助消化系統進行消化，故中醫認為芋頭可補中益氣。

香蕉是日常水果之一，被很多人做為水果沙拉搬上餐桌。同為健康食物，芋頭和香蕉一起吃也無妨。

反方：芋頭和香蕉同屬營養豐富的食物，但是芋頭和香蕉卻不可以一起食用。芋頭和香蕉同食會在體內產生化學反應，生成身體不能消化與吸收的沉澱塊，引起胃痛腹脹，甚至帶來更大傷害。

最終裁決：芋頭與香蕉不能一同食用。對不宜同時食用的食品一定要分開進食。食品吃完一種後，另外一種最好相隔幾個小時再吃，以免引起身體不適。

健康連結：新鮮的芋頭由於水分過多一般不宜立刻食用，放置一個星期待水分揮發再食用更好。

選購訣竅：購買芋頭時要挑選個頭端正的，以無乾枯、無收縮、無硬化、無腐爛為佳，芋頭表面要乾爽無泥沙，總之看起來越重越靚越好。

8 豬肉 VS 牛肉

營養和保健專家透過大量的研究顯示：絕大多數食物配伍同吃是可以相互補充所含營養素的不足，能滿足人體的營養需要；可是，有些食物同吃卻有可能相互抵銷其營養價值，甚至產生一些有損人體健康的物質。飲食是為了營養與健康，如果吃出麻煩就是大大的不幸。

爭議焦點 豬肉與牛肉一同食用。

正方：牛肉脂肪含量低，蛋白質含量高，並且含有一種被稱為「肌肉燃料之源」的氨基酸，吸收後能在體內迅速轉化為能量，增強肌力。另外，牛肉還含有豐富的鉀、鎂、鋅、鐵等礦物質和維生素B群。如果將牛肉與同樣營養豐富的豬肉一起燉食，或者在包餃子的時候用牛肉和豬肉一起做餡，既消減了牛肉的腥膻味又不膩人，營養功效也會錦上添花。

反方：從中醫食療角度來看，豬肉酸冷、微寒，有滋膩陰寒之性；而牛肉則氣味甘溫，能補脾胃、壯腰腳，有安中益氣之功。兩者一溫一寒，一補中脾胃，一冷膩虛人。性味有所抵觸，故不宜同食。

最終裁決：喜歡把豬肉和牛肉一起搭配食用的習慣一定要改變，在飲食過程中更要注意，發明創新固然好，不懂營養知識亂來則會給健康帶來麻煩。

健康連結：生活中豬肉與羊肝一起食用會生怪味：羊肝有膻氣，與豬肉共同烹炒，從烹飪角度看，亦不相宜；豬肉與香菜傷身體：香菜辛溫，耗氣傷神。豬肉滋膩，濕熱而生痰。一耗一補，故兩者搭配起來食用，對身體有損害。

選購訣竅：選購牛肉的時候主要看牛肉的外觀是否完整，色澤是否紅潤，是不是有好的彈性。還要選擇看起來夠濕潤的新鮮牛肉，新鮮牛肉表面微乾或有一層類似於薄膜的風乾膜，觸摸時不黏手，聞起來也沒有酸、臭的味道。

9 雞蛋 VS 味精

雞蛋和我們的生活緊密相連，從小到大雞蛋為我們的生長發育和身體健康有著很大的貢獻。無論日常餐桌還是招待賓客朋友，雞蛋和雞蛋製作的美味都是不可缺少的。為了增加味道，有的人會往雞蛋菜餚中放味精，這種做法科學嗎？

爭議焦點

炒雞蛋放味精。

正方：雞蛋是營養豐富的食品，含有蛋白質、脂肪、蛋黃素、卵磷脂、維生素和鐵、鈣、鉀等人體所需的礦物質。雞蛋的食用方式很多，炒食是最常見的一種，可以用來佐餐也可以直接做為主食，為了使雞蛋的味道鮮美，可以在炒菜的過程中放點味精。

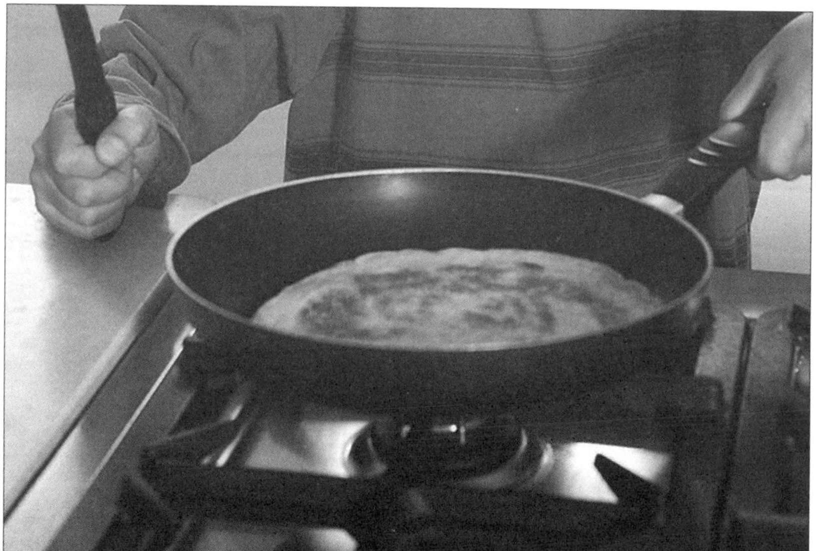

反方：雞蛋中含有氯化鈉和大量的谷氨酸，這兩種物質加熱後，會生成谷氨酸鈉，是一種很純正的鮮味。味精的主要成分也是谷氨酸鈉。如果在炒雞蛋時放入味精，會影響雞蛋本身合成的谷氨酸鈉，自然也就破壞了雞蛋的鮮味。所以炒雞蛋時放味精，不僅沒必要，還會適得其反。

最終裁決：為了保持食物本身的鮮味更純正，炒雞蛋的時候不要放味精。

健康連結：日常菜餚中用高湯煮製的菜也不宜放味精，因為高湯本來就有一種鮮味，如果加入味精反而會把高湯的鮮味掩蓋。糖醋、醋溜、酸味菜和酸辣味的菜，烹製時不宜放味精，原因是味精在酸性溶液中不宜溶解，放味精也達不到期待的效果。用雞或海鮮燉的菜，因為雞或海鮮本身有較強的鮮味，所以不宜放味精。

10 鱈魚 VS 香腸

中國香腸約創製於南北朝以前，始見載於北魏《齊民要術》的「灌腸法」，其法流傳至今。香腸味道鮮美，極具風味，越嚼越香，令人回味綿長，堪稱中國傳統特色食品之一，享譽海內外。鱈魚為海洋深水魚，主要產於北歐無污染的海洋深水區。鱈魚肉質厚實，細刺極少，肉味甘美，其豐富的營養和優質的魚肉蛋白特別適合孕婦和寶寶食用，被稱為餐桌上的「營養師」。

爭議焦點 鱈魚和香腸同吃。

正方：鱈魚含有豐富的蛋白質、維生素A、維生素D、鎂、鈣、硒等營養元素，營養豐富、肉味甘美；香腸是當代人生活中一種普遍而時尚的美味食品，可開胃助食，增進食慾。兩道菜一同走上餐桌是常有的事，而且很多人在選擇食材時，也會不由自主地將鱈魚和香腸一起做菜。

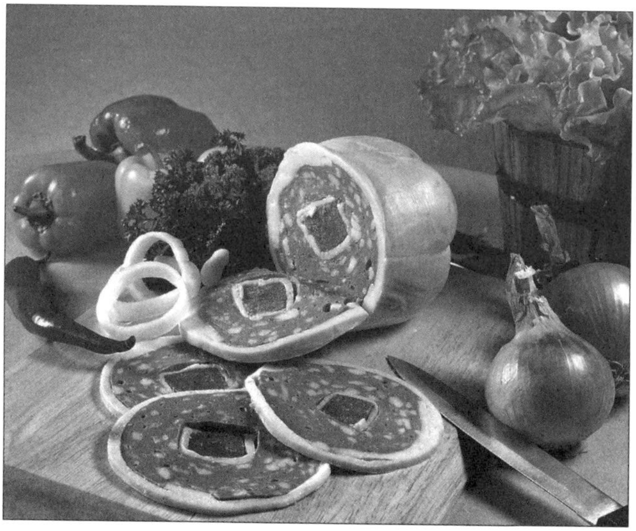

反方：鱈魚和香腸不宜一起吃。香腸含有亞硝酸鹽，亞硝酸鹽做為肉製品的護色劑和發色劑，可以使肉製品呈現鮮豔的亮紅色，做為食品添加劑在肉製品中使用，具有防腐作用，可抑制多種厭氧性梭狀芽孢菌。由於它的這一功能在當前使用的添加劑中還找不到理想的代替品，因此在肉製品加工中，人們廣泛使用亞硝酸鹽。鱈魚富含氨類，兩者一起食用，易在體內合成大量的亞硝氨致癌物。香腸和鱈魚同吃，是很危險的事情。

最終裁決：雖然香腸美味，鱈魚富有營養，但是為了身體健康，一定要謹慎，吃鱈魚的時候不要吃香腸。

健康連結：為了避免肉製品中亞硝酸鹽的危害，吃香腸、火腿、臘肉等肉製品一定不要太頻繁，那種餐餐吃飯離不開香腸的做法一定要改掉。另外，維生素C能抑制亞硝氨的合成，平時飲食要注意攝取一些富含維生素C的水果和蔬菜。大蒜中的大蒜素，以及茶葉、奇異果等食物也有阻斷亞硝氨合成的作用。

選購訣竅：選購香腸品質是關鍵，品質好的香腸，腸體乾燥有皺癟狀，大小長短適度均勻，外層的腸衣與肉餡緊密相連一體，腸餡也很結實。這樣的香腸表面緊而有彈性，切面緊密，色澤均勻，周圍和中心一致。咬一口，腸內瘦肉呈鮮豔玫瑰紅色而不是萎褐色，肥肉白而不黃，無灰色斑點，嗅之芳香濃郁。

11 豬肝 vs 花椰菜

21世紀的人們更加注重飲食的營養，如果科學搭配飲食，不僅能提高營養物質的利用率，還能有強身健體的作用。反之就可能降低其營養價值，甚至出現一些不良反應。豬肝是大家都熟悉的一種可以補血的動物內臟，經常被端上餐桌。花椰菜富含維生素C，被譽為抗癌效果最好的蔬菜之一。

爭議焦點 豬肝炒花椰菜。

正方：豬肝富含鐵質，食用後可以改善貧血；豬肝含有豐富的維生素A，具有維持正常生長和生殖機能的作用；能保護視力，防止眼睛乾澀、疲勞，還能健美皮膚；豬肝含有的維生素B_2，能完成身體對一些有毒成分的去毒作用；維生素C和微量元素硒，能強化人體的免疫反應，抗氧化，防衰老，抑制腫瘤細胞的產生，對急性傳染性肝炎具有治療效果。

花椰菜含有維生素C較多，更可貴的是，它含有多種吲哚類衍生物，可提高肝臟分解致癌物質的能力。花椰菜在防治直腸癌、胃癌及乳腺癌方面效果尤佳。

如果把花椰菜和豬肝一起食用，會有更好的食療效果。

反方：豬肝不宜和花椰菜一起食用。原因在於花椰菜中含有大量的纖維素，纖維素中的醛醣酸殘基可與豬肝含有的鐵、銅、鋅等微量元素形成螯合物，進而降低人體對豬肝營養成分的吸收；另一方面，豬肝中的銅、鐵元素會與花椰菜中的維生素C發生氧化反應成為脫氫抗壞血酸，而失去營養元素原來的功效。

最終裁決：飲食是為了健康，豬肝炒花椰菜因為破壞了食物本身所具有的營養價值，所以，豬肝不要和花椰菜一起食用。

健康連結：豬肝和菠菜是最佳飲食搭配，可以防治貧血。豬肝富含葉酸、維生素B_{12}以及鐵等造血原料，菠菜也含有較多的葉酸和鐵，同食兩種食物，一葷一素，相輔相成。

12 咖啡 vs 紅酒

有人說咖啡淡淡的香和微微的苦是靈感的催生劑，那麼紅酒就是燭光搖曳下眼神中跳動的那份浪漫。人們對紅酒和咖啡難以取捨，剛走出酒吧就踏進咖啡店，甚至左手咖啡右手紅酒。

爭議焦點　咖啡與紅酒同飲。

正方：紅酒含有較多的抗氧化劑，能夠消除或對抗自由基，具有一定的抗老防病、延緩衰老的作用；在酒精性飲品中，葡萄酒是唯一的鹼性飲料，飲用後能有效地降低膽固醇。葡萄酒中維生素B_{12}的含量豐富，對缺鐵性貧血病人具有一定的補血功效。做為職場人士，喝完紅酒後可以用咖啡來提神。

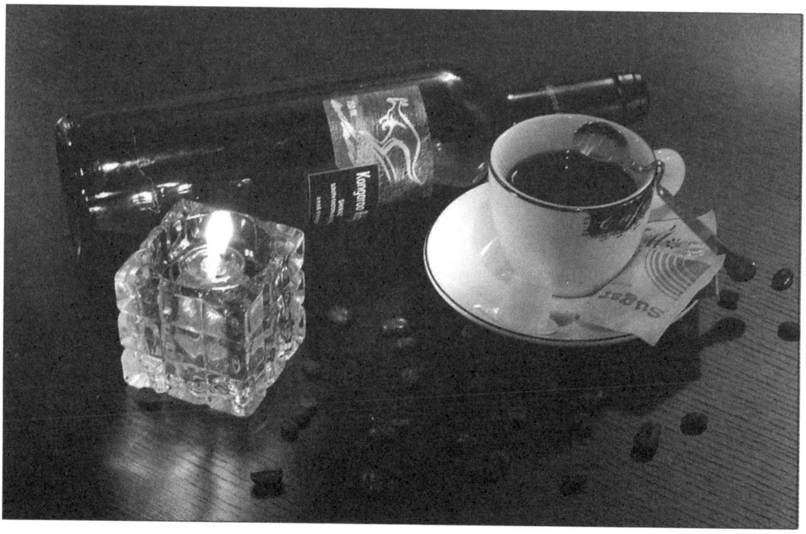

反方：人體在飲酒後，酒精被消化系統吸收後很快進入血液循環系統，繼而使腸胃、心臟、肝腎、大腦和內分泌系統受到影響，其中大腦受到的傷害最為嚴重。咖啡本身具有興奮神經系統的功能，如果飲酒後立即喝咖啡，會使大腦因為飲酒引起的極度抑制，轉入喝咖啡帶來的極度興奮，使血液循環加快，增加心血管負擔，對人體造成的損害甚至超過喝酒本身。

最終裁決：在飲用白酒30～60分鐘內，飲用紅酒1～3小時內，人體中游離的酒精含量會達到最大值，在此期間不要喝咖啡。

健康連結：很多人在喝紅酒的時候習慣加入一些冰塊，這種飲用方法是不正確的。紅酒中加入冰塊後被稀釋，對於胃酸過多和患潰瘍病的患者是一種傷害。在喝紅酒時喜歡加入一些飲料的做法也不科學，如果在紅酒中加入雪碧、可樂等碳酸類飲料，不但破壞了紅酒原有純正道地的果香，也會因為大量糖分和氣體的加入影響了紅酒的營養和功效。

13 牛奶vs巧克力

巧克力以其細膩甜美入嘴即化的口感，獨特而濃郁的香氣成了女孩子的心愛之物，是時尚包裡永遠不可缺少的主角。牛奶被譽為「最接近完美的食品」，是最理想的天然美食。

爭議焦點　牛奶、巧克力。

正方：牛奶中含有豐富的鈣、維生素D，還包括人體生長和發育所必需的全部氨基酸，人體對牛奶的消化率可高達98％，是其他大部分食物無法比擬的。對愛苗條的人們來說，吃巧克力有利於控制膽固醇的含量；對心血管不好的人來說，巧克力能保持毛細血管的彈性，具有防治心血管循環疾病的作用；對免疫力低弱的人來說，巧克力含兒茶酸，能增強免疫力，預防癌症，干擾腫瘤的供血；對愛美的人來說，巧克力是抗氧

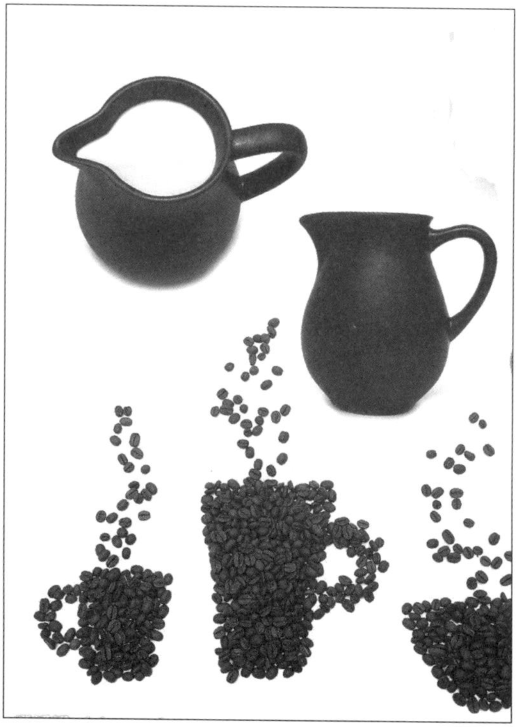

化食品，對延緩衰老有一定功效。

反方：牛奶和巧克力不能一同食用，牛奶含有豐富的蛋白質、鈣，巧克力含有草酸，牛奶和巧克力一同食入時，牛奶中的鈣容易和巧克力中的草酸形成不溶於水的沉澱物——草酸鈣，人體不但無法吸收，時間長了，還會出現頭髮乾枯、腹瀉、缺鈣和生長發育遲緩等現象。

最終裁決：所以牛奶和巧克力不但不要同吃和混吃，而且喝牛奶與吃巧克力的時間也要分開。

健康連結：巧克力的營養構成中含有豐富的蛋白質、脂肪、碳水化合物，由於巧克力非常有利於人體的消化與吸收，所以被稱之為「助產大力士」，很多產婦都喜歡在臨產前適當吃些巧克力，這樣很快就可以得到足夠的力量促使子宮口盡快開大，順利分娩，對母嬰的健康都是十分有益的。

特別提醒：吃黑巧克力有益於身體健康。如果一個人堅持吃適量的黑巧克力（不是奶油巧克力），可以增加血液中的抗氧化成分，能預防心臟病的發生。

14 牛肉 VS 馬鈴薯

當香噴噴的馬鈴薯燉牛肉出現在餐桌上的時候，食客們都會由衷地說：「美味！」何況心中還擁有一個甜蜜的祈願：吃牛肉能夠給人帶來財運！「牛」嘛，紅紅火火，多吃這種有朝氣的食物，能補充人的體力和精力，工作有衝勁，財運自然就來了。

爭議焦點 **馬鈴薯燉牛肉。**

正方：牛肉和馬鈴薯一直是大家喜歡的食物，除了營養豐富，味道也是非常鮮美。做為一道料理簡單、營養豐富的家常菜，是家庭餐桌上當仁不讓的主角。

反方：馬鈴薯燉牛肉雖然吃起來味道不錯，但是馬鈴薯和牛肉進入消化系統後，需要的胃酸濃度不同，這樣勢必會延長食物在胃裡的滯留時間，進而引起腸胃消化與吸收時間的延長，經常吃必然會導致腸胃功能的紊亂。

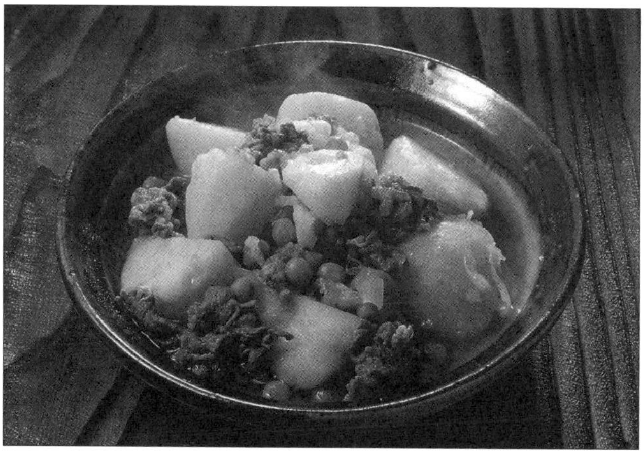

最終裁決：馬鈴薯燉牛肉雖然美味，但是還是少吃為妙。如果喜歡牛肉的美味，可以用蘿蔔燉牛肉或者番茄燉牛肉，馬鈴薯的吃法那就更多了，可以用豬肉燉馬鈴薯，排骨燉馬鈴薯……等等。

健康連結：食物搭配禁忌32種：豬肉＋菱角，會引起肚子痛；白酒＋柿子，會引起中毒；牛肉＋栗子，會引起嘔吐；洋蔥＋蜂蜜，會傷眼睛；羊肉＋西瓜，會傷元氣；蘿蔔＋木耳，會引起皮膚炎；狗肉＋綠豆，會引起中毒；豆腐＋蜂蜜，會引起耳聾；兔肉＋芹菜，會引起脫皮；馬鈴薯＋香蕉，臉部會生斑；雞肉＋芹菜，會傷元氣；香蕉＋芋頭，會引起腹脹；鵝肉＋雞蛋，會傷元氣；花生＋黃瓜，會傷身；甲魚＋莧菜，會中毒；紅薯＋柿子，會引起結石病；鯉魚＋甘草，會引起中毒；螃蟹＋柿子，會引起腹瀉；豆漿＋雞蛋，失去營養素；豆漿＋紅糖，降低蛋白質營養價值；米湯＋奶粉，破壞維生素Ａ；開水＋蜂蜜，破壞營養素；小蔥＋豆腐，影響人體對鈣的吸收；牛奶＋果汁，不利於消化與吸收；蘿蔔＋水果，可致甲狀腺腫大；海味＋水果，影響蛋白質吸收；啤酒＋海味，引發痛風症；肉類＋茶飲，易產生便秘；白酒＋胡蘿蔔，肝臟易中毒；山楂＋胡蘿蔔，維生素Ｃ遭到破壞；鹹魚＋番茄（或香蕉＋乳酸飲料），產生強致癌物。

15 山楂 vs 海味

我們每個人對開胃消食的山楂都不陌生，從傳統的山楂罐頭到今天的山楂片、山楂糕、果丹皮、果脯、紅果醬、山楂酒等，山楂製品豐富了我們的生活。那麼，山楂和海味能不能在一起食用呢？

爭議焦點 山楂、海味。

正方：山楂不但味道好，而且營養豐富，是家中比較常見的零食。海味營養豐富，滋味鮮美，是強身健體和日常滋補的主要食品。日常餐桌上，可以把海味和山楂一起食用。

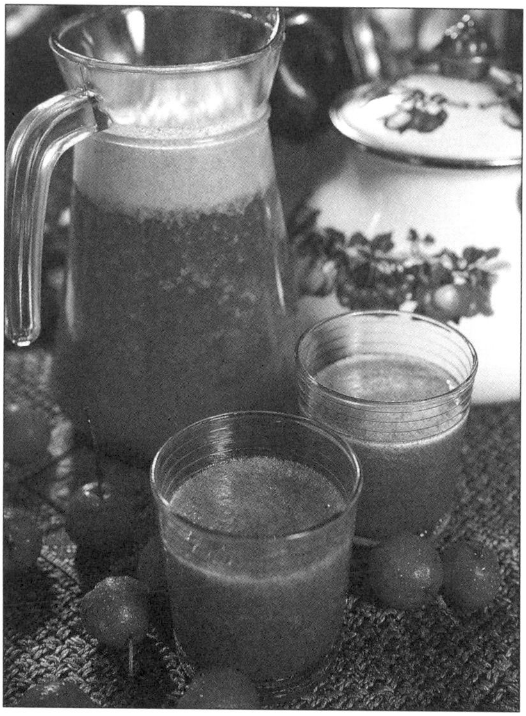

反方：一般海味（魚類、蝦類、藻類等），除含有鈣、鐵、碳、碘等礦物質，還含有豐富的蛋白質。而山楂含有鞣酸，兩者一起食用，會合成鞣酸蛋白，鞣酸蛋白有收斂作用，產生便

秘，不利於腸內毒物的排泄，腸胃會因為毒物的吸收而引起噁心、嘔吐、腹痛等不適。

最終裁決：吃山楂的時候不要吃海味。另外，含鞣酸較多的石榴、柿子、葡萄、青果等，也不宜與海味同時食用，以間隔兩個小時為宜。

健康連結：山楂味道雖然好但是只消不補，不但脾胃虛弱者不宜多食，即便是健康的人食用山楂也應有所節制，特別是正處於換牙時期的兒童，為了牙齒健康，也要少吃山楂。另外，在山楂製品中山楂片、果丹皮如果長期大量食用會導致營養不良、貧血等，這些食品糖尿病患者不宜食用，但是糖尿病患者可適當食用一些山楂鮮果。食用後要及時漱口、刷牙，以防傷害牙齒。

第5章

食物疾病相爭議

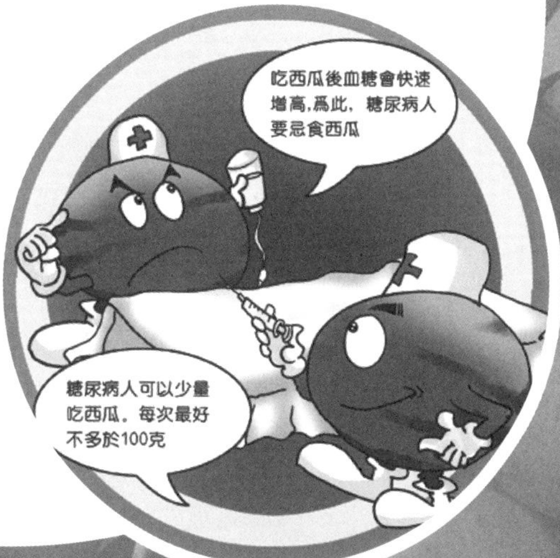
吃西瓜後血糖會快速
增高,爲此，糖尿病人
要忌食西瓜
糖尿病人可以少量
吃西瓜。每次最好
不多於100克

1 海帶 vs 甲狀腺機能亢進

一提起甲狀腺腫大，人們自然而然就會想到甲狀腺機能亢進。很多人都以為，甲狀腺機能亢進與碘的缺乏有關，本著缺什麼補什麼的觀念，患了甲狀腺機能亢進的人就需要多吃一些海帶、紫菜等藻類的食物，以補充碘劑的不足。海帶有「長壽菜」、「海上之蔬」、「含碘冠軍」的美譽，於是成了甲狀腺機能亢進患者的首選。

爭議焦點 海帶與甲狀腺機能亢進。

正方：海帶中含有大量的甘露醇，甘露醇利尿消腫，可預防和治療腎功能衰竭、老年性水腫、藥物中毒等疾病。甘露醇與食物中的碘、鉀、煙酸等配合作用，對防治動脈硬化、高血壓、慢性氣管炎、慢性肝炎、貧血、水腫等疾病療效很好。

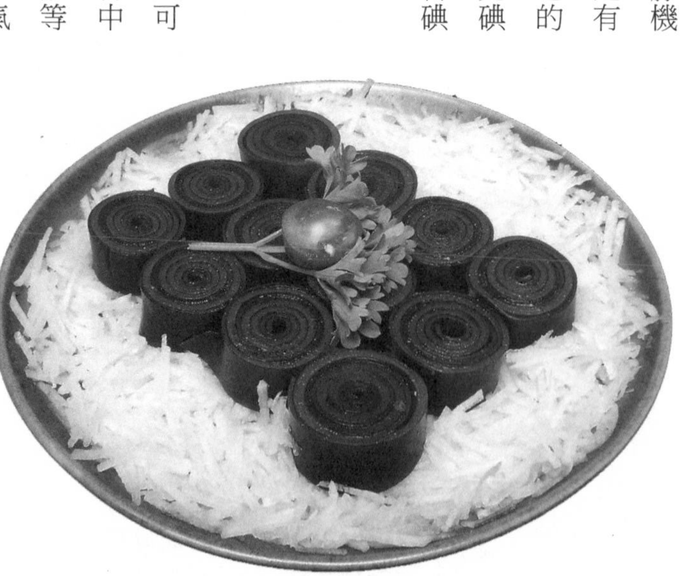

海帶性味鹹、寒，軟堅散結、消炎平喘、通行利水、祛脂降壓等功效作用強，並對防治矽肺病有較不錯的作用。海帶含有大量的碘，碘是甲狀腺合成的主要物質，如果人體缺少了碘，就容易患甲狀腺機能減退症，於是，海帶成了甲狀腺機能低弱者的最佳食品。甲狀腺機能亢進患者喜歡吃海帶，特別是甲狀腺機能亢進患者大量的食用，是有一定道理的。

反方：吃海帶很容易造成碘過量，碘過量不但可以引起「碘致甲狀腺機能亢進」，還會使一般甲狀腺機能亢進的病情加重，限制碘攝取是甲狀腺機能亢進治療中的重要原則。碘劑雖能抑制甲狀腺素的釋放，但不能抑制甲狀腺素的合成，故長期使用碘劑，對甲狀腺機能亢進不利。

最終裁決：甲狀腺腫大和甲狀腺功能亢進是不同的。甲狀腺腫大只有甲狀腺腫大，沒有甲狀腺機能亢進的高代謝、突眼等症狀，如單純性甲狀腺腫大、甲狀腺瘤、甲狀腺癌等；甲狀腺功能亢進簡稱甲狀腺機能亢進，有高代謝或突眼等症狀，但甲狀腺不一定腫大。海帶、海藻和昆布等含大量碘的中藥對治療單純甲狀腺腫大是有效的，但對甲狀腺機能亢進包括伴有或不伴有甲狀腺腫大的治療效果很差，或者僅有暫時性效果，容易很快又復發。在甲狀腺機能亢進治療中使用海帶、紫菜、昆布、海藻、海蜇、裙帶菜等食療是非常嚴重的錯誤。

健康指南：當今，放射性物質對人體的傷害越來越嚴重，海帶含有的膠質能促使體內的放射性物質隨同大便排出體外，在減少放射性物質在人體內的積聚的同時也減少了放射性疾病的發生機率。

選購訣竅：選擇乾海帶時，看其表面是否有白色粉末狀物質，如果海帶表面沒有任何白色粉末那麼就可以斷言這種海帶品質較差。還要觀察海帶是否葉寬厚、色濃綠或紫中微黃、無枯黃葉片。如果是經過加工捆綁後的海帶，應選擇上面沒有附著泥沙雜質，整齊乾淨且無黴變和手感不黏的。

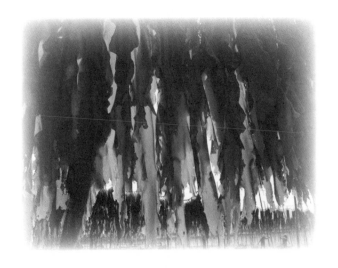

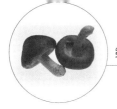

2 西瓜 vs 糖尿病

西瓜味道甘甜汁多，除不含脂肪和膽固醇外，富含蛋白氨基酸、果糖、葡萄糖、蘋果酸、番茄素及豐富的維生素C等對人體非常有益的物質。西瓜中含有大量的水分，當急性熱病襲來時，吃上一塊又甜又沙、水分十足的西瓜，煩躁和不安很快就會溜走。

爭議焦點 **西瓜與糖尿病。**

正方：與梨、蘋果、桃子等水果相比西瓜的含糖量雖然較低，但是西瓜的生糖指數比其他水果都高，吃西瓜後血糖會快速增高。為此，糖尿病患者要忌食西瓜。

反方：一次大量吃西瓜後會發生高血糖，嚴重的高血糖會導致酸中毒，甚至引起高滲性昏迷危及生命。長期高血糖會產生糖尿病腎病、眼病、神經病變、冠心病、腦卒中等各種慢性

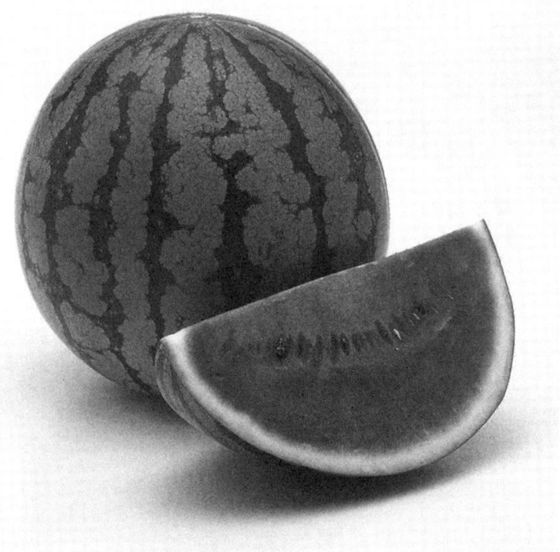

併發症。因此，糖尿病患者不能大量吃西瓜，如果糖尿病患者血糖控制的好，可以少量吃西瓜。每次最好不多於100克，進食西瓜量稍多或次數多，就要減少主食的量，以免加重病情。

最終裁決：糖尿病患者吃西瓜最重要的是根據自己的血糖情況來注意西瓜的食入量。要注意吃西瓜時間的選擇，不要在飯前或飯後吃西瓜，這樣易使餐後血糖升高。西瓜中大量的水分還會沖淡胃中的消化液，影響食物的消化。吃西瓜的時間最好放在兩餐中間，做為加餐。

健康指南：西瓜含有大量水分，夏天出汗多，營養隨汗液排出體外，適當吃些西瓜，可以補足流失的水分。常吃西瓜能降低血脂軟化血管，對心血管疾病有輔助療效。其中的瓜氨酸和精氨酸，能增進肝中尿素形成，有良好的利尿功用。西瓜含糖量一般為5％～12％，包括葡萄糖、果糖和蔗糖，幾乎不含澱粉。在中醫學上常以瓜汁和瓜皮入藥。

3 山藥 VS 便秘

便秘是一件痛苦的事情，當苦於便秘折磨時，很多人就想到了富含膳食纖維的山藥。

爭議焦點 山藥與便秘。

正方：山藥含有澱粉酶、多酚氧化酶等物質，有利於脾胃消化與吸收功能，是一味平補脾胃的藥食兩用之品。不論脾陽虧或胃陰虛皆可食用。臨床上常用來治脾胃虛弱、食少體倦、泄瀉等病症，並且可以治便秘。

反方：山藥並不是便秘患者的良藥。便秘主要由於燥熱內結、津液不足、氣機鬱滯和脾腎虛寒所引起。由於山藥中的澱粉含量較高，具有收澀作用，大便乾燥、便秘者吃後可引起病情加重。此外，山藥是偏補的藥，本質甘、平且偏熱，所以體質偏熱、容易上火的人也要慎食。

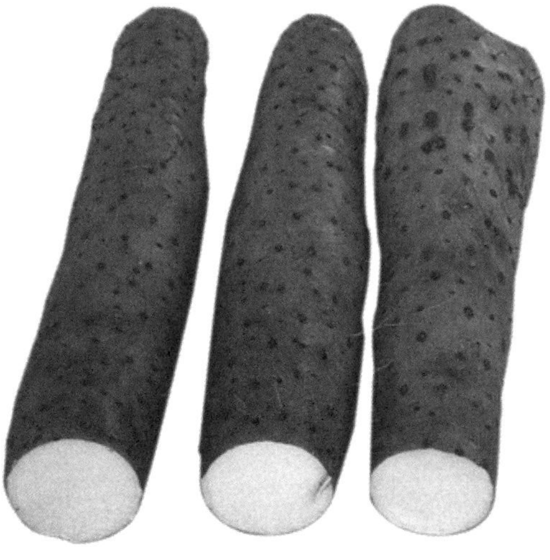

最終裁決：中醫根據便秘產生的原因常將便秘概括為氣秘、熱秘、虛秘三種類型。處理氣虛引起的虛秘可以食用山藥有所改善，但是其他類型的便秘山藥就不適合。所以患了便秘不要把希望寄託在山藥上。

健康指南：紫菜最突出的優點是富含異常柔軟的粗纖維，每100克乾品含粗纖維4.8克，是人體腸道中盡職的「清道夫」，可及時清除腸道內的黏液、積氣和腐敗物，有利於體內有害物質的排泄，並能有效防止直腸癌和便秘的發生。

選購訣竅：山藥的外皮很容易沾染泥土，購買山藥的時候應該選擇潔淨的，不存在畸形或者分歧，而且鬚根少，沒有腐爛，無蟲害，細看切口處有黏液並且較濃重者為佳，將山藥洗淨，用保鮮袋封好，一般可以保存一週左右。

4 楊梅 VS 胃潰瘍

楊梅是我國特產水果之一，不僅色澤鮮豔，而且汁液多，甜酸適口，營養價值高。自古有「初疑一顆值千金」之美譽。

爭議焦點 楊梅與胃潰瘍。

正方：楊梅含有多種機酸、維生素B群、維生素C，從營養功效來說，食用楊梅不僅可直接參與人體內糖的代謝和氧化還原過程，還能增強身體內微血管的通透性，在降血脂、防癌、抗癌方面功效顯著。

在梅雨的季節，細菌很容易滋生，多吃楊梅對大腸桿菌、痢疾桿菌等細菌有抑制作用。楊梅所含的果酸既能開胃生津，消食解暑，又能阻止體內的糖內脂肪轉化的功能，具有養胃和健胃的功效。

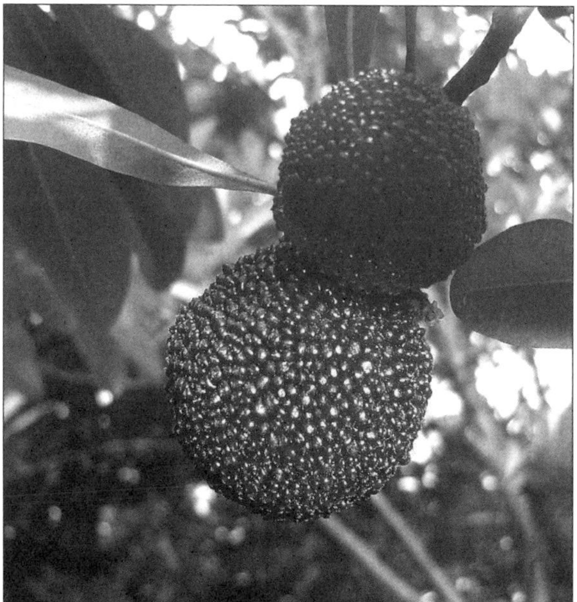

反方：潰瘍病患者要少吃楊梅，因為消化道潰瘍是酸性物質分泌過多，腐蝕胃壁所致。常食酸性食物可使消化道中的酸度明顯增加，使潰瘍病情加重，甚至導致消化道穿孔。

最終裁決：楊梅對胃黏膜有一定的刺激作用，潰瘍患者要慎食。楊梅甘、酸，吃完楊梅應該及時漱口、刷牙，以免損壞牙齒。糖尿病患者忌食楊梅，以免使血糖過高。

選購訣竅：購買楊梅時，以果實飽滿、成熟度適中、汁多味甜、核小者為佳。過熟或過生、肉質痿軟，酸味過重，果面有水跡的為次。此外還應注意，下雨或雨後初晴採收的楊梅，果實水分多，易腐爛。

5 鵪鶉蛋 VS 腦血管疾病

俗話說：「要吃飛禽，鴿子鵪鶉。」鵪鶉蛋是一種很好的滋補品，在營養上有獨特之處，故有「卵中佳品」之稱。

爭議焦點

鵪鶉蛋與腦血管疾病。

正方： 鵪鶉蛋的營養價值不亞於雞蛋，豐富的蛋白質、高品質的多種磷脂、種類齊全的氨基酸、維生素A、維生素B_1、維生素B_2、鈣、磷、鐵等營養物質，可補氣益血，強筋壯骨。由於鵪鶉蛋中營養分子較小，營養比雞蛋更容易吸收利用。鵪鶉蛋還含有能降血壓的蘆丁等物質，是腦血管患者的理想滋補品。

反方： 每百克鵪鶉蛋內就含有3640毫克膽固醇，膽固醇

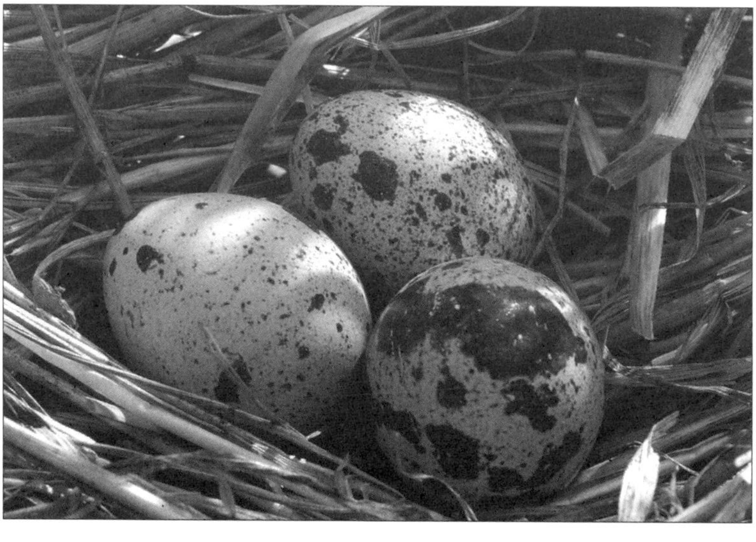

含量是牛奶的280倍，瘦豬肉的40倍。在各種食品中，鵪鶉蛋含膽固醇的比例最高。人體內膽固醇的升高，是引起動脈硬化的主要原因。因此，腦血管疾病患者盡量不吃或者少吃鵪鶉蛋。

最終裁決：老年人、高膽固醇者尤其是患有腦血管疾病的人，以少食或不食鵪鶉蛋為好。

健康指南：魚肉富含甲硫氨酸、賴氨酸、脯氨酸及牛黃氨酸等，有改善血管彈性、順應性及促進鈉鹽排泄的作用。另外，多數魚類含有不飽和脂肪酸，對預防心血管疾病具有一定效果。牡蠣、鮮貝、蝦皮、海蝦等，也可增加冠狀動脈血流量，減少心肌的損傷。此外，魚油富含不飽和脂肪酸，有保護血管內皮細胞、減少脂質沉積的功能。

6 生薑 vs 肝炎

做為一種重要的日常調味品，生薑的保健作用由來已久。生薑有一種辛辣味和特殊芳香，可使菜餚鮮美可口，味道清香。在吃皮蛋或魚、蟹等水產時，通常會放上一些薑末、薑汁，還具有解毒殺菌的作用。

爭議焦點 生薑與肝炎。

正方：生薑能增進食慾，又可刺激口腔和胃黏膜，在加速消化液分泌的同時能夠抑制腸內異常發酵，加速氣體排出。生薑能夠溫中、散寒、止痛，食用後能刺激呼吸中樞、血管運動中樞，促進血液循環使人體快速發汗，如果冬天不慎患上感冒，熬些薑湯喝也能緩解症狀。因為生薑具有很強的對抗自由基的功效，美容效果不錯，所以很多漂亮的女士對生薑也是情有獨鍾。日常生活中，肝炎患者多吃一些生薑也是有好處的。

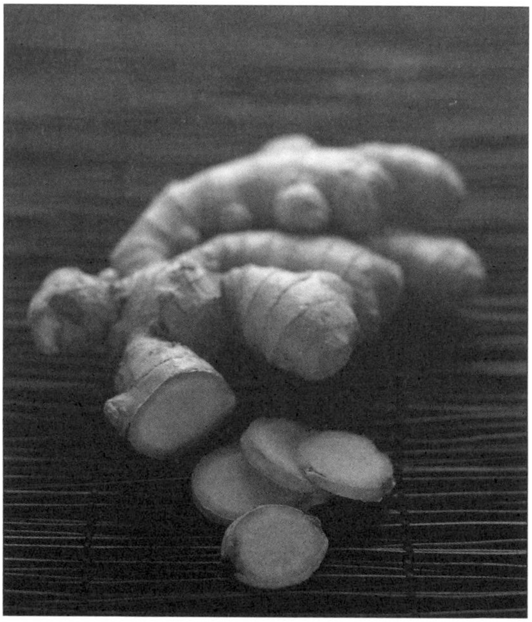

反方：生薑的主要成分是揮發油、薑辣素、樹脂和澱粉。薑辣素能使肝炎病人的肝細胞發生變性、壞死以及間質組織增生、炎症浸潤，進而使肝臟功能失常。肝炎病人如果食用生薑，不但影響肝臟病變早期康復，還會使病情進一步惡化。另外，變質的生薑中含有黃樟素，黃樟素經過代謝會轉化成活性致癌物，更加不利於人體健康。

最終裁決：肝炎患者忌吃生薑，腐爛變質的生薑不要食用，因為腐爛的薑會產生一種具有毒性的物質，誘發肝癌、食道癌。

選購訣竅：薑是一種調味蔬菜，可以生食，也可以炒食或加工醃製。其種類按原色分為灰白皮薑、白黃皮薑和黃皮薑。灰白皮薑，表皮呈灰白色，光滑，每個小薑塊互相連接成手掌樣的一個整塊。嫩薑辣味小，肉質脆嫩，可以炒食或醃製糖漬。老薑味辣，有香味，呈黃色，水分少，主要供調味或藥用。白黃皮薑，薑塊呈白黃色，整塊薑有單、雙排列，個頭較大，最宜醃製糖漬。黃皮薑，薑塊呈鮮黃色或淺黃色，每個小薑塊連接成一個大整塊。嫩薑可醃製糖漬，老薑可製成乾薑粉或藥用。

7 大蒜 VS 眼病

大蒜的營養價值為很多人熟知，除了可以調味外，還能防病健身，經常吃大蒜能延緩衰老；大蒜抗氧化性好，甚至優於人參；接觸鉛或有鉛中毒傾向的人，如果經常食用大蒜，還能有效地預防鉛中毒；鑑於大蒜能「除風濕，破冷風」，對類風濕關節炎也有好處……

爭議焦點 大蒜與眼病。

正方：大蒜中的鍺和硒等元素具有良好的抑制癌瘤或抗癌作用，可以有效啟動白血球的吞噬能力，增強人體免疫功能，預防癌症的發生。大蒜中的有效成分能明顯地降低血脂，進而預防冠心病和動脈硬化，並可防止血栓的形成。當冬季來臨時，大蒜中含有一種叫「硫化丙烯」的辣素，能夠達到預防流感的作用，如果發生了傷口感染和感染性疾病，吃些大蒜很有好處。

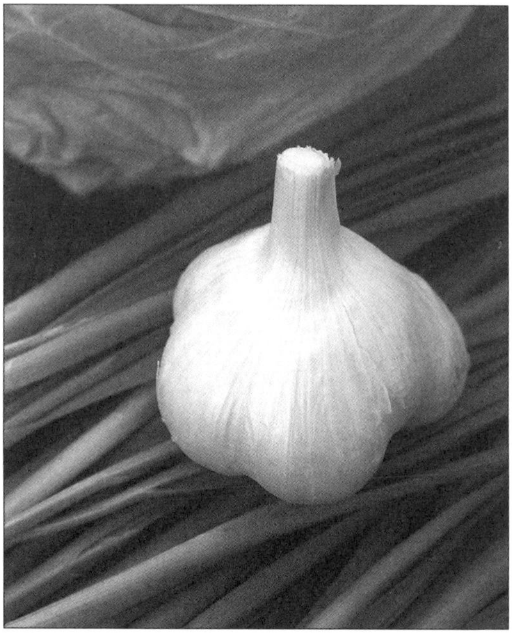

反方：長期吃大蒜的人，到了五十多歲就會出現眼睛模糊、視力下降的現象。患有疾病或近視眼的人，如果長期吃大蒜，療效比不吃大蒜的人差很遠，大量食用大蒜還會傷人氣血，損目傷腦。所以大蒜要少吃甚至不吃。

最終裁決：長期或大量吃大蒜，對眼病患者來說是一種危害。雖然在夏季食蒜不但可以增加營養，還能改善食慾，防治多種疾病，但是這個季節大蒜對眼的影響更大。所以眼病患者必須忌五辛：薑、蔥、韭菜、蒜、辣椒。眼病患者應盡量不吃加大蒜的菜，特別是血氣虛弱，身體差的人更應忌大蒜。

健康指南：大蒜中含硒較多，當人體中胰島素合成下降時，有一定的調節作用，很適合糖尿病患者食用；大蒜還能誘導肝細胞脫毒酶的活性，進而阻斷亞硝氨致癌物質的合成，肝炎患者常吃大蒜非常有必要。

8 香蕉 VS 關節炎

關節炎是以關節痛為主要症狀的關節病變，是一種常見的慢性疾病，最常見的是骨關節炎和類風濕關節炎兩種。保護好關節的健康，減少關節病變對人類的困擾，需要從日常生活的飲食起居做起。

爭議焦點

正方：香蕉從營養學的角度來看，是一種藥食俱佳的水果，日常生活中經常吃香蕉能有效防治血管硬化，降低血液中的膽固醇，對高血壓患者很有好處。香蕉中裡還含有一種化學物質，能刺激胃黏膜增強抵抗能力，進而達到對胃壁的保護，可以預防胃潰瘍。香蕉在生活中之所以被稱為「快樂水果」，是因為香

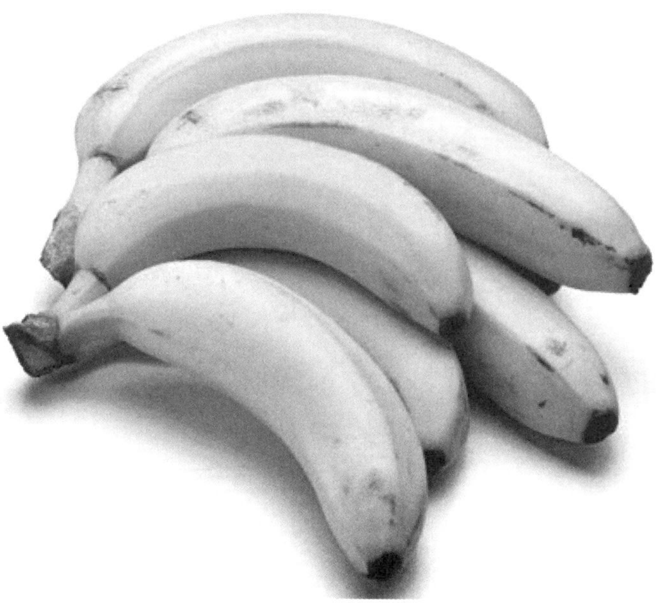

蕉可以驅散悲觀、煩躁的情緒，能使人從鬱悶中解脫並快樂起來。所以生病的時候，很多人喜歡吃一些香蕉。這樣可以緩解生病所造成的鬱悶心情。

反方：人體食用香蕉後會使局部血液循環減慢，使代謝物堆積；又由於香蕉含糖量高，食用後可使體內維生素B消耗增大，進而易使關節、肌肉疼痛加重。關節炎患者不宜食用香蕉。

最終裁決：香蕉雖好，關節炎或肌肉疼痛患者，為了促進疾病的早日康復，並減輕疾病的傷害，不宜多吃香蕉。

健康指南：控制自身飲食結構，避免酸性物質攝取過量，加劇酸性體質。飲食的酸鹼平衡對關節炎的治療及併發症的防治是非常重要的一個環節。飲食方面要多吃富含植物有機活性鹼的食品，少吃肉類，多吃蔬菜。

9 肥肉 VS 痤瘡

痤瘡是一種毛囊皮脂腺的慢性炎症性皮膚病，從新生兒到成年人，幾乎所有年齡層的人均可能患病。痤瘡的成因極為複雜，目前尚未完全明瞭，但注意日常飲食也是預防和治療痤瘡的一個好方法。

爭議焦點 **肥肉與痤瘡。**

正方：肥肉的主要成分是脂肪，與等量的瘦肉相比，肥肉能夠供給人體更高的熱量。脂肪還含有人體需要的卵磷脂和膽固醇。所以適當食用一些肥肉對身體是有好處的。

反方：痤瘡是由於過食肥甘，以致濕熱燻蒸，滯於肌膚所引起。肥肉助濕動熱，痤瘡患者食用後會加重病情。

最終裁決：因為高脂類食物能產生大量熱能，使內熱加重，痤瘡患者不宜食用。

健康指南：痤瘡患者必須忌食豬油、奶油、豬腦、豬肝、豬腎、雞蛋等高脂類食物。

10 濃茶 vs 心絞痛

喝茶除了是一種文化情趣，還是一種保健養生的重要方法。在氤氳的茶香中獲得一份健康，應該是人生中一件愜意的事情。

爭議焦點 **濃茶與心絞痛。**

正方：茶葉是大眾化飲品，茶葉是富含維生素K的飲品，而且還含有豐富的維生素C，有利血小板凝聚功能，促進人體纖維蛋白溶解，降血壓、降血脂的作用，經常喝茶對防治心血管疾病非常有利。

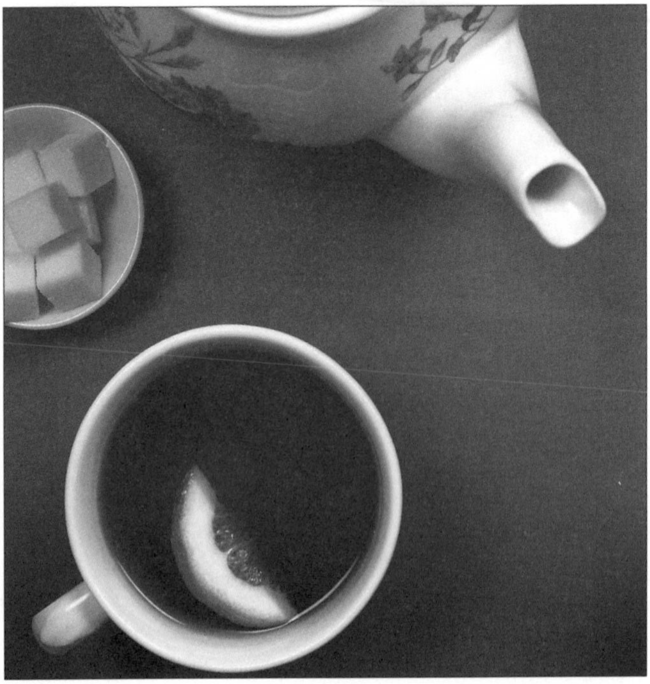

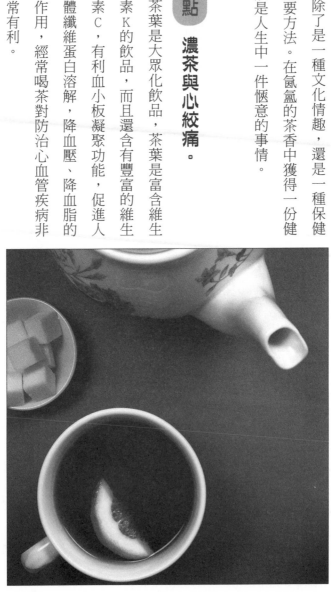

反方：心絞痛患者忌飲茶。心絞痛是冠狀動脈供血不足，心肌急劇的、暫時缺血與缺氧所引起的臨床綜合症。其特點為陣發性的前胸壓榨性疼痛感覺，可伴有其他症狀，疼痛主要位於胸骨

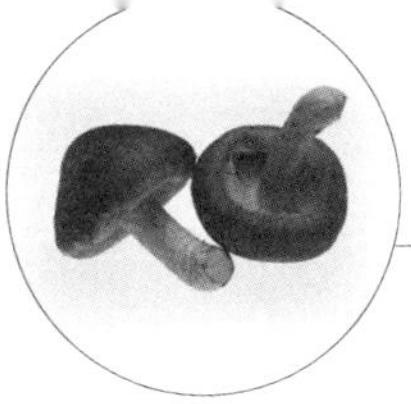

後部，可放射至心前區與左上肢，常發生於勞動或情緒激動時，持續數分鐘，休息或用硝酸酯製劑後消失。

濃茶含有的茶鹼和咖啡因具有興奮中樞神經、心血管的功效，進而引起心跳加快、心律失常、使心肌耗氧量增加，易引起心絞痛。

最終裁決：心絞痛患者忌飲濃茶，咖啡含有咖啡因也具有興奮的功效，心絞痛患者也不要喝濃咖啡。

健康指南：注意低鹽、低脂飲食，每次進食不要太飽；由於飯後腹部脹滿，腹腔臟器血流增加，進而反射性地使冠狀動脈血流相對減少，易誘發心絞痛，飯後不要立即活動；多食燕麥、玉米片、全穀類、豆製品、魚類食品、蔬菜和水果等含有較多的纖維素、維生素的食物，也可以每天飲用適量的紅酒，有利於擴張心臟血管，改善血液循環。

11 雞蛋 VS 膽囊炎

做為日常美食的雞蛋，可謂餐桌上的重要食品，雞蛋在以各式各樣的烹飪方式豐富著人們的飲食。對於雞蛋，真的是所有的人都可以吃嗎？

爭議焦點　雞蛋與膽囊炎。

正方：雞蛋含有蛋白質、脂肪、卵磷脂、蛋黃素、維生素和鐵、鉀、鈣等人體所需的礦物質，被認為是營養豐富的食物之一。雞蛋的營養特點非常適合體質虛弱、貧血及婦女產後及病後調養。所以膽囊炎患者吃些雞蛋可以補充人體營養。

反方：膽囊炎患者不能吃雞蛋是有科學依據的。膽汁是人體消化系統中，主要用來消化蛋白質的一種分泌物。通俗的說，膽囊炎就是負責儲存膽汁的部

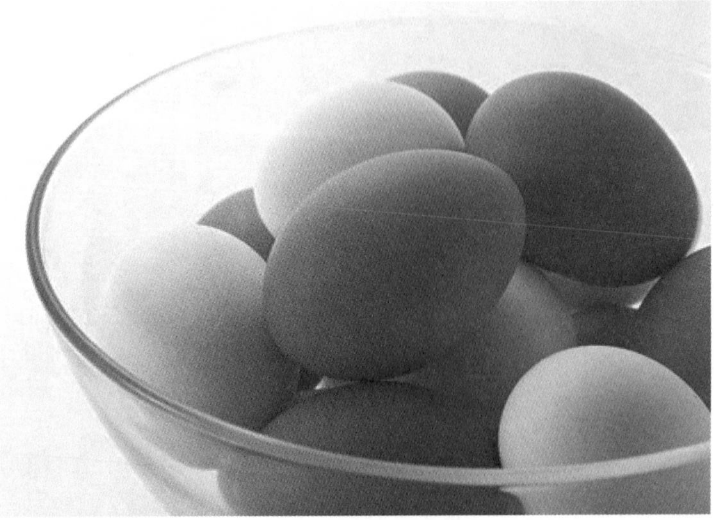

位出現炎症，從醫療角度來說，應該減輕減少膽汁的分泌，以便減輕膽囊對膽汁的儲存，促使患病部位盡快康復。雞蛋的蛋白在經過高溫處理後發生了變性，這種變性蛋白在胃裡很難被消化，需要經過膽汁的作用才能消化與吸收，當食入雞蛋後就會促使身體刺激分泌更多的膽汁以消化蛋白，這必然加重了膽囊的負擔，非常不利於膽囊炎的康復，搞不好往往還會加重病情。

最終裁決：雞蛋雖是日常的美食，對人體的補益作用也不錯。但是，得了膽囊炎就記得不能吃雞蛋，膽結石患者也要慎食雞蛋。否則會不利於病體的康復。

健康指南：膽囊炎患者一般宜進食低脂肪、低膽固醇食物，肥肉，油炸食品，含油脂多的乾果、籽仁類食物及蛋黃，動物腦、肝、腎及魚卵等食品均宜嚴格控制。平時飲食亦應進食易消化、少渣滓的食物，以避免產生氣體。一切酒類、刺激性食物、濃烈的調味品均可促進膽囊收縮，使膽道括約肌不能及時鬆弛，造成膽汁流出，進而使膽囊炎急性發作，均應避免。

12 哈密瓜 VS 慢性腎衰

哈密瓜有「瓜中之王」的美稱，含糖量在15％左右。哈密瓜不但形態各異，而且風味獨特。哈密瓜不僅好吃，而且營養豐富，藥用價值高。

爭議焦點 哈密瓜與慢性腎衰。

正方：哈密瓜對人體造血機能有顯著的促進作用，可以用於貧血的食療；哈密瓜有清涼消暑、除煩熱、生津止渴的作用，是夏季解暑的佳品，還能有效保護皮膚，增強皮膚的抗曬能力。

反方：哈密瓜中的鉀離子含量非常高，每100克瓜肉中含有約250毫克的鉀。腎功能衰竭者腎小球濾過效率下降、腎小管功能降低，處理鉀的能力減退，如果食用香蕉等高鉀食品，容易促發心血管

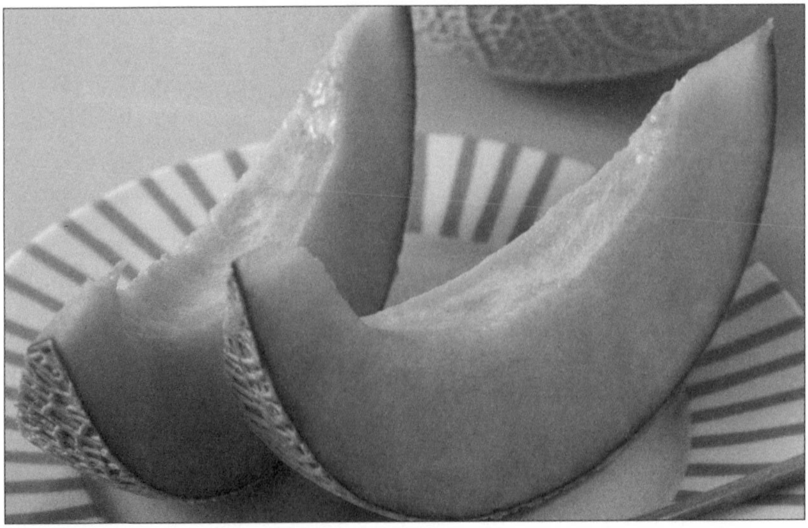

疾病，甚至導致意外的情況發生。

最終裁決：哈密瓜雖然好吃，但並不是人人都適合吃哈密瓜，尤其腎衰竭患者更不宜食用哈密瓜。

健康指南：哈密瓜對人體造血機能有促進的作用，對貧血有食療作用。果品性質偏寒，還具有療飢、利便、益氣、清肺熱止咳的作用，腎病、胃病、咳嗽痰喘、貧血和便秘患者食用後很有好處。

選購訣竅：上品哈密瓜個頭一般不是太大，並且紋路細密。個頭前後均勻，顏色金黃或略帶綠色，選購的時候不要選擇受傷後的瓜，很容易變質腐爛，不能儲藏。

13 茄子 VS 肺結核

茄子是為數不多的紫色蔬菜之一，也是餐桌上常見的家常蔬菜。在它的紫皮中含有豐富的維生素Ｅ和維生素Ｐ，這是其他蔬菜所不能比的。生活中喜歡吃茄子的人很多，但茄子真的能為每個人都帶來健康嗎？

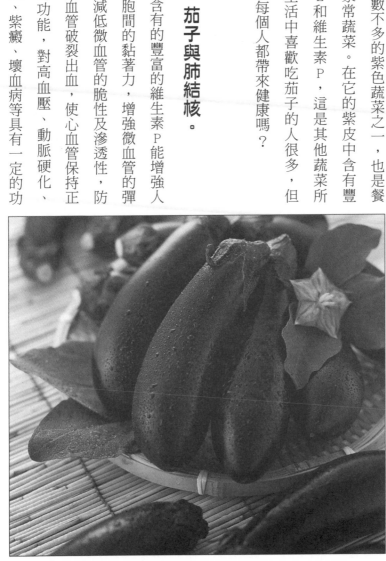

爭議焦點　**茄子與肺結核。**

正方：茄子含有的豐富的維生素Ｐ能增強人體細胞間的黏著力，增強微血管的彈性，減低微血管的脆性及滲透性，防止微血管破裂出血，使心血管保持正常的功能，對高血壓、動脈硬化、咯血、紫癜、壞血病等具有一定的功

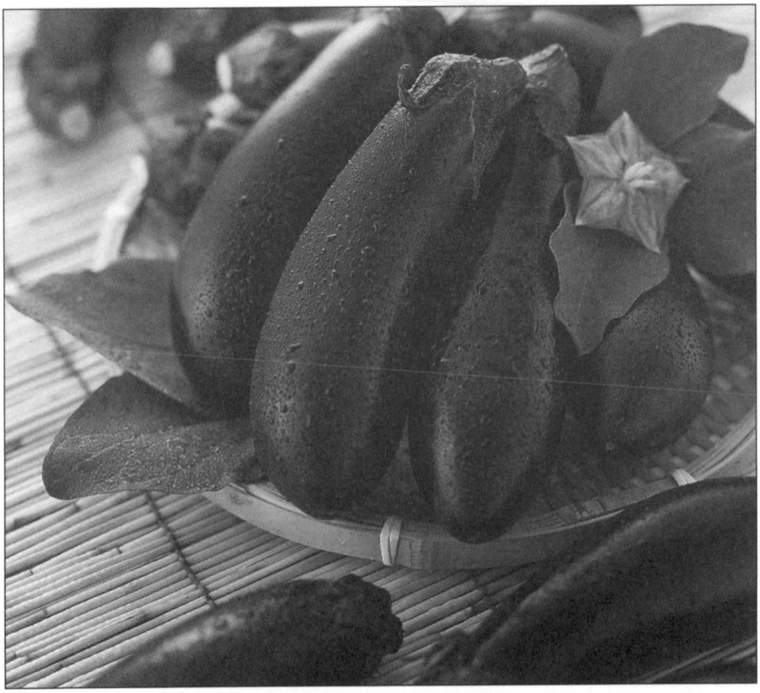

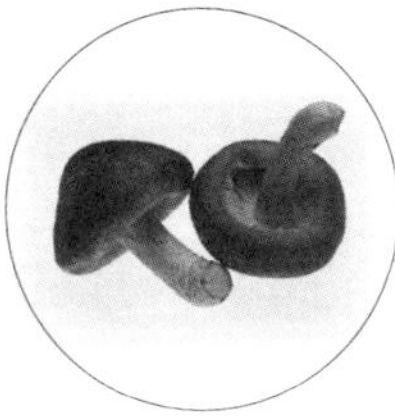

效。茄子含有龍葵鹼，能抑制消化系統腫瘤的增殖，對於防治胃癌有一定效果。茄子含有維生素E，有防止出血和抗衰老功能，對延緩人體衰老具有積極的意義。

反方：肺結核病患者在抗結核治療中，食用茄子容易過敏，有研究顯示肺結核病患者吃茄子後40～60分鐘會出現不同程度的過敏反應，比如顏面潮紅、煩躁、胸悶、皮膚瘙癢、全身紅斑等。

最終裁決：肺結核病患者不能吃茄子，會加重病情。

健康指南：利福平、利神速定、異煙肼為結核病藥物，服用利福平與利神速定期間，切勿同時進食牛奶等飲料，以防降低藥物的吸收。服用異煙肼不宜用食乳糖及含糖的食品，因為乳糖能完全阻礙人體對異煙肼的吸收，使之不能發揮藥效。

14 螃蟹 vs 心血管疾病

由於健康意識薄弱、生活方式不良、競爭壓力過大、應酬繁忙等諸多原因，心血管疾病已經呈現年輕化趨勢。如果患了心血管疾病一定要注意控制好日常飲食。

爭議焦點 **螃蟹與心血管疾病。**

正方：螃蟹乃食物中的珍味，歷來有「一盤蟹，頂桌菜」的民諺。螃蟹富含蛋白質及微量元素，是滋補佳品，具有清熱解毒、養筋活血等多種功效。

反方：螃蟹含膽固醇甚多，患有冠心病、動脈硬化症、高血壓、高血脂的患

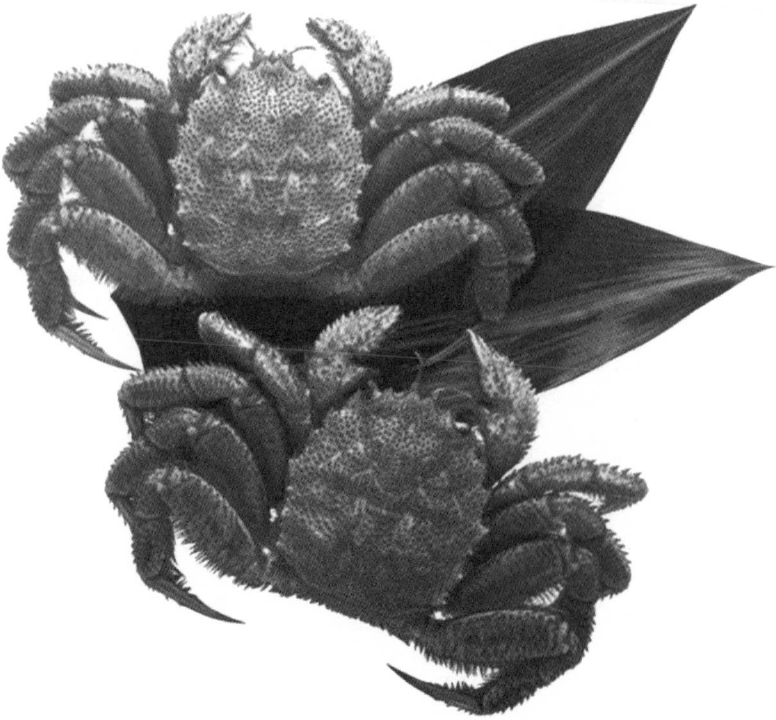

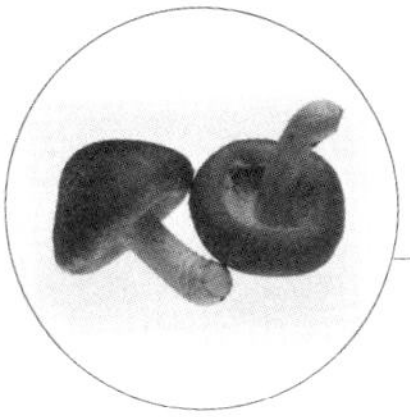

者，食用含膽固醇過高的食物，會加重心血管疾病的發展。

最終裁決：螃蟹營養豐富，味道鮮美，但並不是所有人都適合以螃蟹做為補益身體的佳品，比如心血管疾病患者吃螃蟹就不適宜。

健康指南：吃蟹是很講究的，如果食用不當就會引發疾病。吃蟹時有四個地方一定要注意清除。一是蟹腮：即長在蟹體兩側，呈條狀排列，形如眉毛的，上面往往有污染細菌，必須先去除。二是蟹胃：緊連著蟹嘴，蟹胃很髒，內常有大量的污泥、細菌。三是蟹心：蟹心位於蟹黃或蟹油中間，緊連蟹胃，呈六角形，不易辨別，一定要細心剔出。四是蟹腸：蟹腸位於蟹臍中間，呈條狀，其內臟常有污泥、細菌、病毒等，也不可食用。

15 骨頭湯 VS 骨折

骨頭湯的鮮美和保健作用已經被人們充分認可。經常喝些豬骨頭、牛骨頭和羊骨頭湯，就可及時補充人們所需的造血物質，增強骨髓製造血球的能力，進而達到減緩衰老、延年益壽之目的。

爭議焦點　骨頭湯與骨折。

正方：俗話說「骨頭的精華在湯裡。」據分析，動物的骨頭中含有多種對人體有營養、滋補和保健功能的物質，具有添骨髓、增血液、減緩衰老、延年益壽的保健功效。如果不幸發

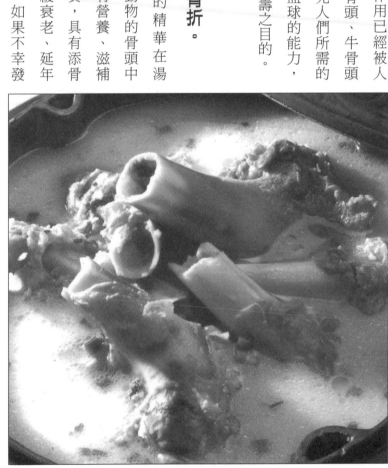

生骨折，可以燉骨頭湯來喝。

反方：骨折病人如果為了身體的康復多吃肉骨頭或者多喝骨頭湯，不但不能促進骨折部位早期癒合，反而使骨折痊癒的速度變得更慢，甚至延緩骨折的癒合。骨折受到損傷後骨骼的再生主要依靠骨膜、骨髓的作用。而人體的骨膜、骨髓只有在增加骨膠原的前提下，才能發揮促進骨骼再生的作用。而肉骨頭湯的成分主要是鈣和磷，當發生骨折後如果攝取大量的磷和鈣，就會使骨質內無機質成分相對地增高，導致骨質內有機質與無機質比例失調，不但不能促進骨骼的生長，相反還會阻礙骨折的早期癒合。

最終裁決：從健康角度來說，骨折病人早期先不要採用肉骨頭湯進行補鈣。

健康指南：骨折病人要多食用一些能轉化為有機質骨膠原的食品。如豬皮凍、牛奶、豆製品、新鮮蔬菜和水果。

16 菠菜 vs 肺結核

現代很多主婦，都喜歡把菠菜搬上自家餐桌，無論是涼拌、燉菜還是火鍋涮吃，菠菜都深得人們喜歡。對於適合大眾化的菠菜，卻很少有人思考過菠菜會給人體帶來什麼樣的不適，也很少有人想到菠菜會和什麼疾病相剋。

爭議焦點　菠菜與肺結核。

正方：菠菜不僅含有大量的β胡蘿蔔素和鐵，也是維生素B_6、葉酸、鐵和鉀的極佳來源，病人吃菠菜會有益於身體的康復。

反方：肺結核病人不宜吃菠菜，原因在於菠菜富含草酸。據測定，每100克菠菜中含360毫克的草酸。食用菠菜後，草酸容易與鈣結合生成不溶性草酸鈣，人體無法吸收，造成人體缺鈣，進而延緩疾病的康復和痊癒。

最終裁決：菠菜雖然好吃，但是肺結核病人應少吃或不吃。如果實在想吃的話，可先將菠菜在熱水裡焯一下，這樣部分草酸就溶於了水裡，人體就會減少一些草酸的攝取。

健康指南：菠菜萃取物具有促進培養細胞增殖的作用，既抗衰老又能增強青春活力。將菠菜搗爛取汁，每週洗臉數次，連續使用一段時間，可清潔皮膚毛孔，減少皺紋及色素斑，保持皮膚光潔。

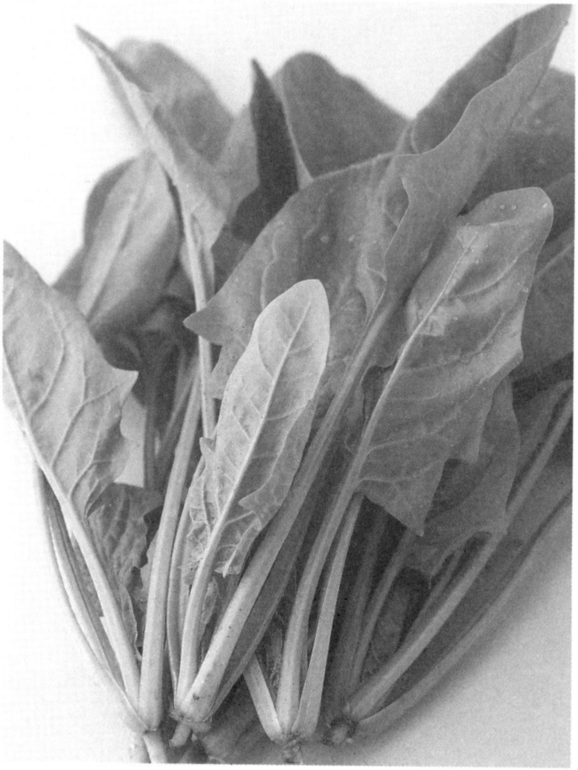

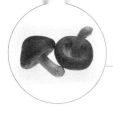

17 菜籽油 vs 心臟病

菜籽油含有的亞油酸等不飽和脂肪酸和維生素E等營養成分都是人體所需的，而且都能被人體消化與吸收，在軟化血管、延緩衰老等方面有一定的功效。

爭議焦點　**菜籽油與心臟病。**

正方：菜籽油很少或者幾乎不含膽固醇，膽固醇高的患者，為了控制膽固醇攝取量，日常食用油就要選擇菜籽油。

反方：菜籽油中含有40％的芥酸，它是一種長鏈脂肪酸，其碳鏈要比一般脂肪酸多四個碳原子，就是多的這幾個碳原子易給心臟病帶來隱患。人體含有一種酶，它能把芥

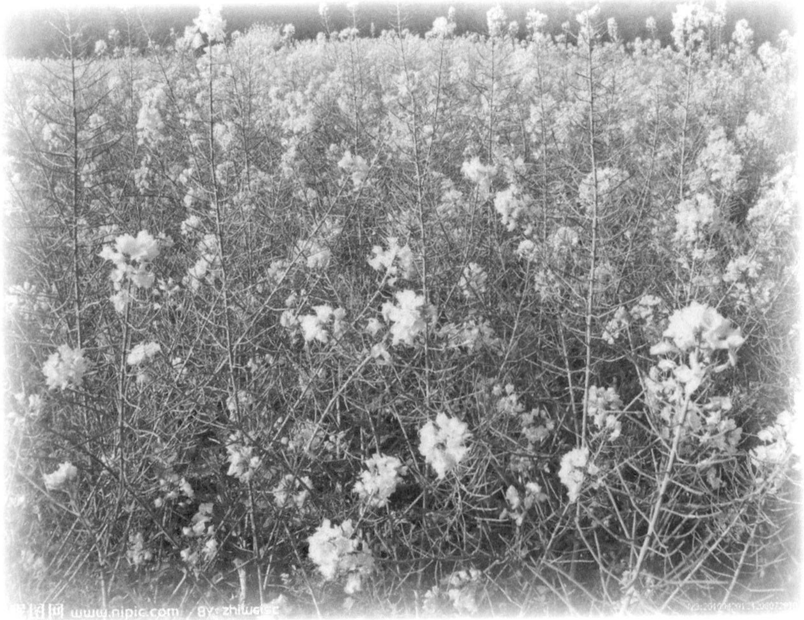

酸分解消化後再進入血液，正常人體不會加重心臟負擔。但對於心臟病患者，經常吃菜籽油，在每日接受少量的被酶消化後，含有較多碳原子的芥酸進入血液後，就會促使本來不正常的心血管功能，更加超負荷運行，進而導致血管壁增厚及心肌脂肪沉積等惡性循環，病情自然而然會一天天加重。

最終裁決：心臟病患者為了促進身體的早日康復，或者不進一步惡化，應該慎食或者不食菜籽油。

健康指南：對心臟有益的食物主要是核桃、燕麥、糙米、扁豆、洋蔥、菌菇類、茄子、鵝肉、鴨肉、雞肉、動物心臟、豆製品、水產品等；水果有蘋果、香蕉、櫻桃、黑莓、柚子等。如果是老人和孩子，可適當吃一些南瓜、蓮子、黑芝麻、紅棗、蜂蜜、冰糖、梨等，以滋陰潤燥，最好以溫軟的食物為主，油膩、油炸的食物最好不要吃。

18 糖 vs 癌症

癌症的起因不同，蔓延速率也大不相同，但是環境和飲食因素仍是致癌主因。只有在日常飲食注意食物的合理搭配，才能夠有預防癌症的作用。

爭議焦點　糖與癌症。

正方：生活中，為了補充營養和增進食慾，癌症患者可以吃一些甜味的食品，或者拿糖塊做為零食。

反方：癌症患者不要多吃糖。糖具有致癌的催化作用，尤其是精白糖，大量食入精白糖會使人體缺乏維生素與礦物質，並消耗掉體內鈣、鎂、維生素B等，無疑會削弱身體抵抗癌症的能力。糖還會對身體的免疫系統產生有害影響，降低白血球的吞噬能力，使身體難以消滅癌細胞。

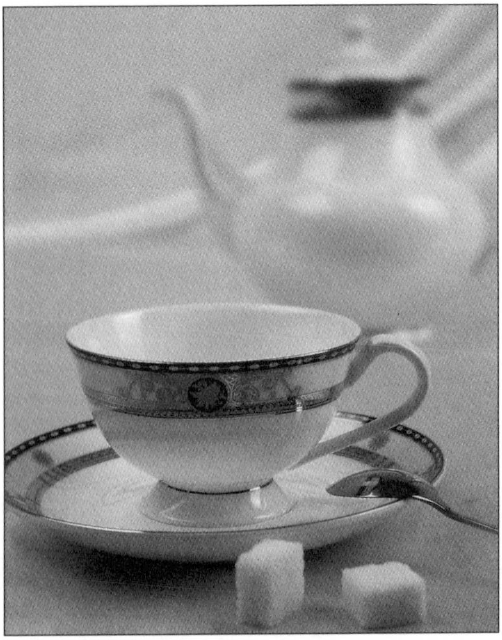

最終裁決：癌症患者應該盡量減少糖食品的攝取，但不是禁用，因為糖也是人體所需的營養物質。

健康指南：得了癌症如果這個也忌口，那個也不能吃，對病人康復有害無益。癌症患者的飲食應以病人喜好為原則。在定時定量、少量多餐的基礎上，癌症患者宜食高蛋白、低脂肪食物，注意增加雞、魚、蛋、奶、瘦肉、豆製品等優質蛋白的攝取，肥肉等油膩食物可適量攝取。

①新鮮蔬菜和水果對癌症患者的康復非常有益，有一定抗癌作用。如花椰菜、白菜、番茄、胡蘿蔔、青椒、韭菜、蘆筍、菠菜、香菜、香菇、銀耳、蘑菇、柑桔、草莓、芹菜、山楂、蘋果、無花果、奇異果、鳳梨、蜂蜜、紅棗、甘薯、海參、紫菜等。

②遠離52種致癌的植物：石栗、變葉木、細葉變葉木、蜂腰榕、石山巴豆、毛果巴豆、巴豆、麒麟冠、貓眼草、澤漆、甘遂、續隨子、高山積雪、鐵海棠、千根草、紅背桂花、雞尾木、多裂麻瘋樹、紅雀珊瑚、山烏桕、烏桕、圓葉烏桕、油桐、木油桐、火殃勒、芫花、結香、狼毒、黃芫花、了哥王、土沈香、細軸芫花、蘇木、廣金錢草、紅芽大戟、豬殃殃、黃毛豆付柴、假連翹、射乾、鳶尾、銀粉背蕨、黃花鐵線蓮、金果欖、曼陀羅、三棱、紅鳳仙花、剪刀股、堅莢樹、闊葉奇異果、海南蔞、苦杏仁、懷牛膝。

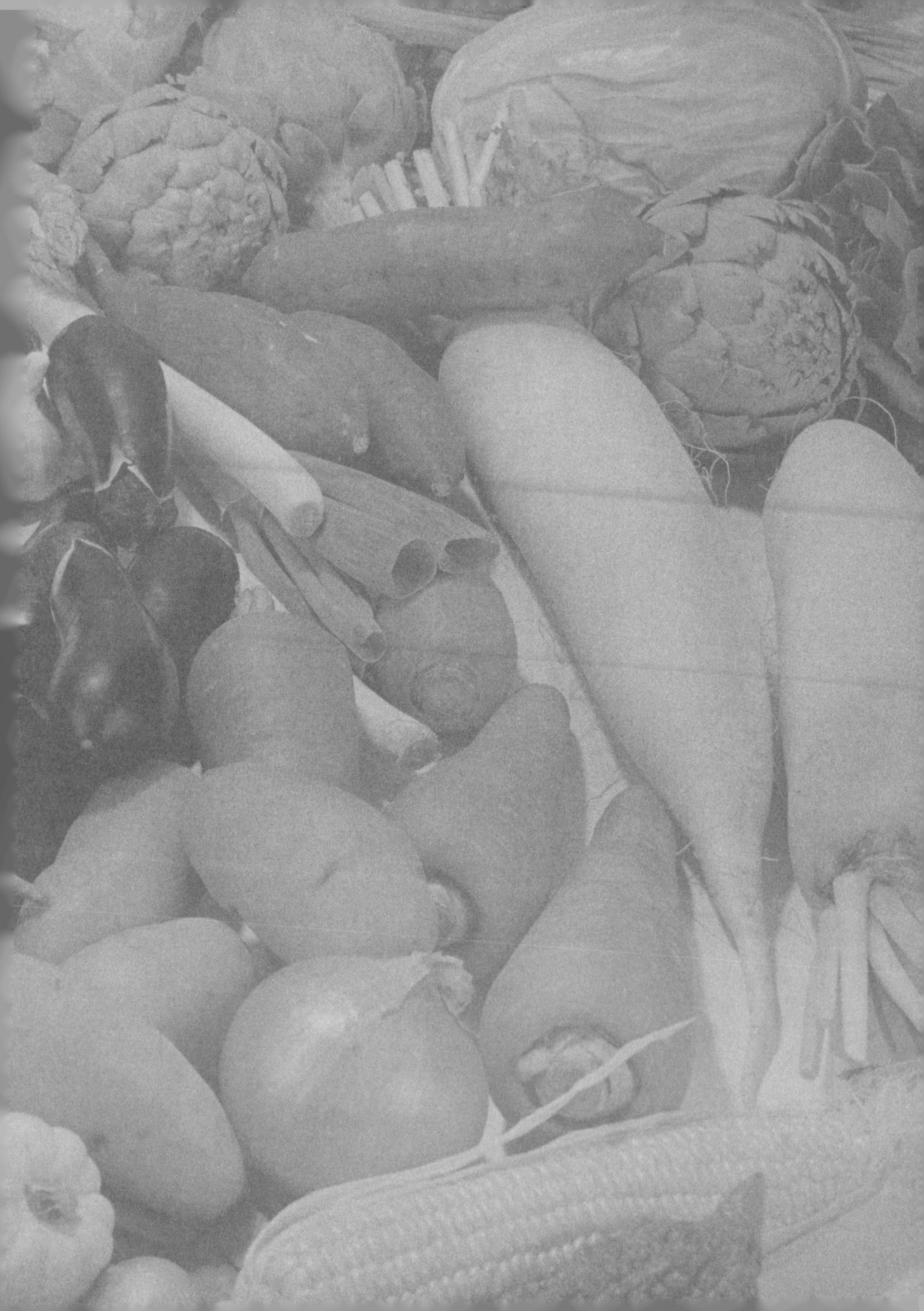

第6章

合理搭配不爭議

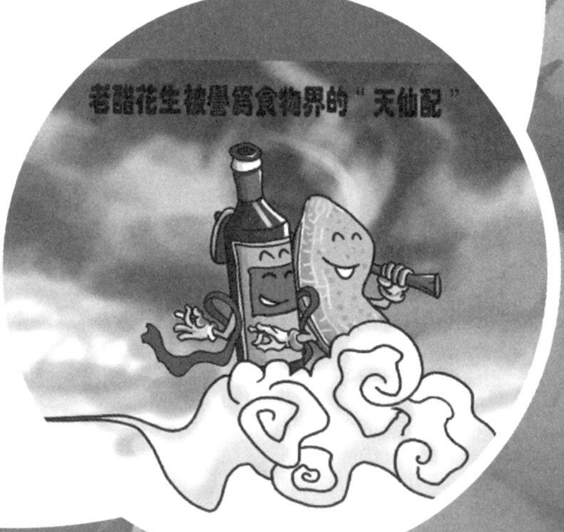

1 老醋 vs 花生

老醋和花生被譽為食物界的「天仙配」，其中真的有什麼科學道理嗎？

健康解讀：花生被人們稱為「長生果」，除了營養豐富，還在於花生能夠將肝臟內的膽固醇分解成膽汁酸，達到促進排泄的作用，進而降低人體的膽固醇含量。花生紅衣能抑制纖維蛋白的溶解，增強微血管的收縮性，對血小板減少、肺結核咳血和泌尿道出血等疾病患者經常食用很有好處。

醋做為日常生活中的調味原料，不但可使菜餚增加味道，而且在增進食慾、促進消化、殺菌等方面功效顯著，當食物過鹹、過膩時，加上點醋就可以降低鹹味，減少油膩

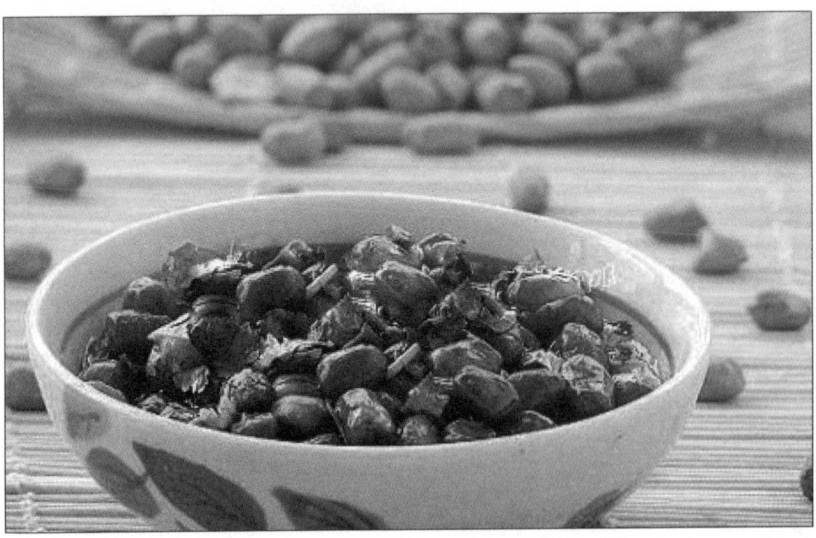

感。如果吃花生的時候加入老醋，醋中的多種有機酸能夠解除花生的油膩，還能大大增強香味。

健康重點：正確瞭解醋的種類和用途，有助於科學養生。

①陳醋是陳釀而成的一種醋，老陳醋常用於烹飪時需要突出酸味而顏色較深的菜餚中，如製作酸辣湯、醋燒鯰魚，也適合在吃餃子、包子時為了爽口解膩。

②香醋多用在烹飪顏色較淺、酸味不需要太突出的菜餚時，如涼拌菜、溜魚片等。在製作海鮮或蘸汁吃螃蟹、蝦等海味時，放些香醋、黑醋可以有去腥提鮮、抑菌的作用。

③米醋通常用於熱菜調味時，常和野山椒、辣醬等調成酸辣汁，用於烹製酸湯魚等菜餚。

特別提醒：花生不宜生吃。花生生長在泥土裡，很有可能被寄生蟲卵污染，如果生吃容易患寄生蟲病。從營養和健康的角度來講，花生最好煮熟了再吃。

選購訣竅：花生種類很多，形狀各異，挑選花生時，無論哪個種類，都應該選擇粒大飽滿，個體均勻，外表有光澤，其中花生衣呈現深桃紅色者為上品。

2 豆腐 vs 燉魚

美國的《經濟展望》雜誌認為：「未來10年，最成功、最有市場潛力的並非汽車、電視機或電子產品，而是豆腐。」有研究發現，豆腐和魚搭配起來食用，不但具有營養互補的作用，在防病、治病方面功效還非常不錯。

健康解讀：豆腐的蛋白質缺乏蛋氨酸和賴氨酸，而魚肉卻富含蛋氨酸和賴氨酸，兩者搭配起來食用可截長補短。豆腐中的鈣，單獨吃並不利於人體吸收，而與魚一起吃，情況就大不相同了，魚中豐富的維生素D具有一定的生物活性，能夠將人體對鈣的吸收率提高20多倍。另外，魚肉含有較多的不飽和脂肪酸，豆腐含有的蛋白中有大量大豆異黃酮，不飽和脂肪酸和大豆異黃酮都具有降低膽固醇的作用，豆腐和魚一起吃對預防和治療冠心病和腦梗塞很有幫助。

健康重點：豆腐單獨做菜，蛋白質的利用率會很低。如果將豆腐和其他的肉類、蛋類食材搭配在一起食用，無論炒菜還是燉菜都可以提高豆腐中蛋白質的營養利用率。豆腐屬植物蛋白，多食會引起消化不良。白蘿蔔的消化功能強，若與豆腐拌食，有利於豆腐被人體消化與吸收。海帶含碘豐富，將豆腐與海帶一起烹調，也是十分合理的搭配。

選購訣竅：當盒裝豆腐的包裝有凸起，裡面豆腐則渾濁、水泡多且大，千萬不可選購。

3 苦瓜 vs 胡蘿蔔

苦瓜有一股苦味，苦到令人難以下嚥，但它卻有「君子菜」的雅稱，苦瓜雖苦，但是從不會把苦味傳給別的食物。

健康解讀：苦瓜含有蛋白質、膳食纖維、維生素C及鈣、磷、苦瓜素等多種營養成分，含有奎寧具有利尿活血、消炎退熱、清心明目的功效；從苦瓜籽中提煉出的胰蛋白酶抑制劑，可以抑制癌細胞所分泌出來的蛋白酶，阻止惡性腫瘤生長；苦瓜的新鮮汁液，含有苦瓜甙和類似胰島素的物質，具有良好的降血糖作用，是糖尿病患者的理想食品。胡蘿蔔富含多種營養素，不但營養

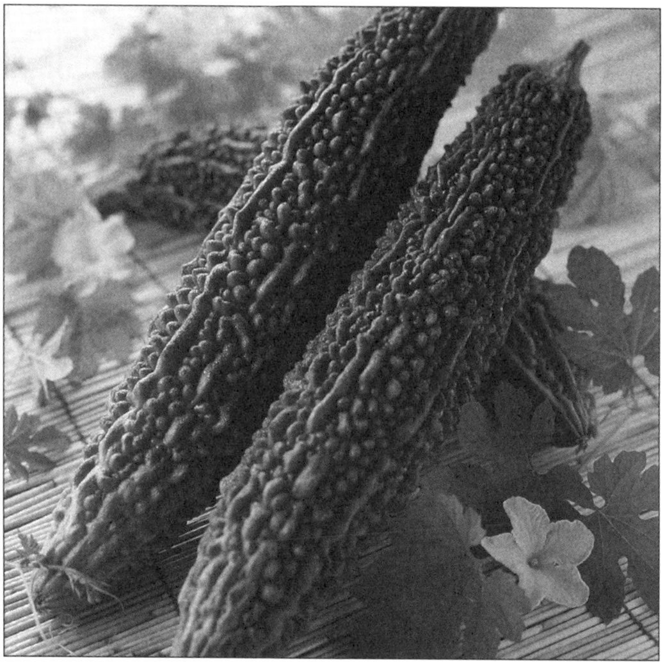

豐富，色澤鮮亮，而且吃起來甜脆可口，散發出來的芳香氣味還能增進食慾，殺死細菌。

苦瓜炒胡蘿蔔常食可使面容變得細嫩，可使粗糙皮膚去皺，變得容光煥發。

健康重點：一條苦瓜裡含有0.4%貴如黃金的減肥特效成分——高能清脂素。一天吃幾條苦瓜，不管怎麼吃、怎麼睡都不會發胖。

選購訣竅：判斷苦瓜好壞首先看苦瓜身上一粒一粒的果瘤，一般顆粒愈大愈飽滿，表示瓜肉愈厚；顆粒愈小愈乾瘦，瓜肉相對較薄。選苦瓜除了要挑果瘤大、果形直立的，還要顏色鮮豔，如果苦瓜出現黃化，就代表已經過熟，果肉柔軟不夠脆，失去苦瓜應有的口感，大小約500克為宜，按照以上方法挑選的苦瓜一般不會太苦，非常適宜生吃。

4 竹笙 VS 鵝肉

鵝肉在肉類的排行中位於第一位，是一種非常有利於心臟的肉類。當下最為流行的美食——竹笙鵝肉火鍋，就是以高蛋白、低脂肪的家禽鵝為原料，加入竹笙，烹調而成。烹飪後的鵝肉鮮嫩鬆軟，清香不膩，口感非常好，深得大眾喜歡。

健康解讀：鵝肉蛋白質的含量很高而脂肪含量很低，對人體健康十分有利。鵝肉益氣補虛、和胃止渴、止咳化痰，非常適宜身體虛弱、氣血不足、營養不良的人食用。竹笙是一種純天然綠色食用菌，富含人體所需的16種氨基酸和多種維生素。其中8種是人體所需而自身又不能合成的營養物質，被譽為「真菌皇

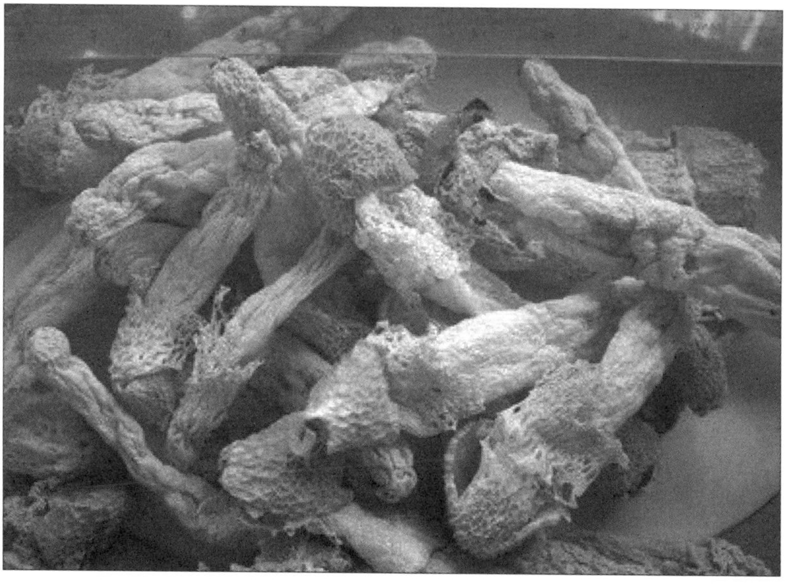

后」、「植物黃金」，是世界上珍貴稀少的食用菌和藥用菌。不僅健胃生津，還能美容養顏。

竹笙與鵝肉完美結合，可以健胃生津、清熱解毒、益壽延年。

健康重點：中醫認為，鵝肉具有養胃止渴、補氣之功效，能解五臟之熱，所以有「喝鵝湯，吃鵝肉，一年四季不咳嗽」的說法。鵝肉蛋白質含量高，富含「好脂肪」，營養也更均衡，因此和雞、鴨比起來「佔了上風」。

選購訣竅：品質好的保鮮鵝肉，鵝皮表面乾燥、緊縮、呈白色或淡黃色並帶有淺紅色。鵝的眼睛充實飽滿，角膜富有光澤。口腔的黏膜不但具有光澤，而且乾燥有彈性。當切開肉體時肉為紅色，胸肌為白色略帶淺紅色。用手觸摸時，能感覺到肌肉有一定的硬度和彈性，手感較乾燥。

5 南瓜 VS 山藥

粥在傳統營養學上佔有重要地位，它與湯食一樣，具有製作簡便、加減靈活、適應面廣、易於消化與吸收的特點。山藥南瓜粥就非常適合養生保健，可以長期食用，不愧為「世間第一補人之物」。

營養解讀：南瓜含有豐富的維生素和果膠，果膠有很好的吸附性，能黏結和消除體內細菌毒素和鉛、汞和放射性元素等有害物質，有解毒作用；所含果膠還可以保護腸胃道黏膜免受粗糙食品刺激，促進潰瘍癒合。含有可溶性纖維有助於促進腸道益生菌的增殖，提高身體免疫力。山藥性平、味甘。

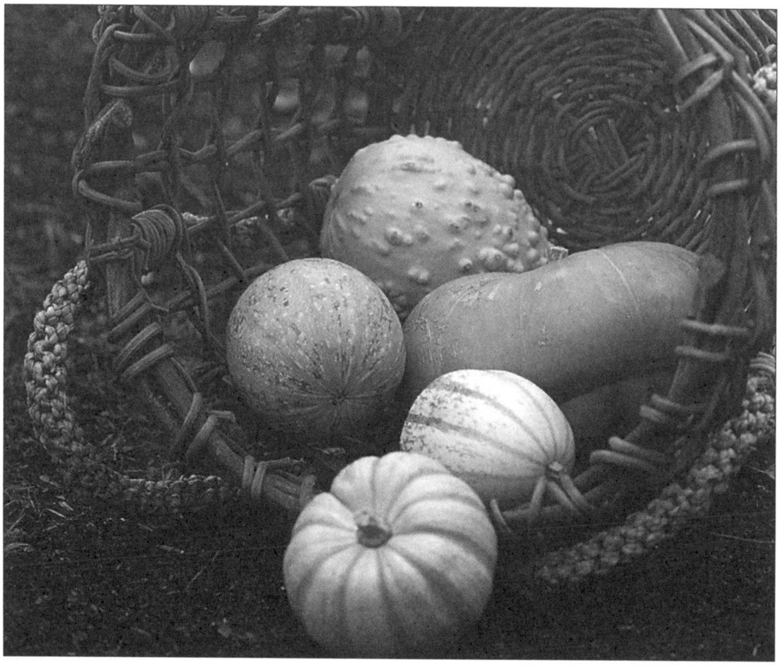

其塊莖富含多種必需胺基酸、蛋白質、澱粉，具黏液質、尿囊素、纖維素、膽鹼、維生素A、B_2、C及鈣、磷、鐵、碘等礦物質和多種營養素，可提供人體多種所需的營養。

山藥南瓜粥主料採用山藥、南瓜和粳米。山藥南瓜粥具有滋補作用，有利於促進血液循環，防治糖尿病，減少高血壓的發生，是病後康復食補之佳品。

健康重點：南瓜自身含有的特殊營養成分可增強身體免疫力，防止血管動脈硬化，具有防癌、美容和減肥作用，在國際上已被視為特效保健蔬菜。

選購訣竅：在挑選南瓜時，應注意避免採購霉爛、外殼軟化或局部變軟的南瓜。以新鮮、外皮紅色為主。外型完整，梗部新鮮堅硬，且具有重量感者為佳。

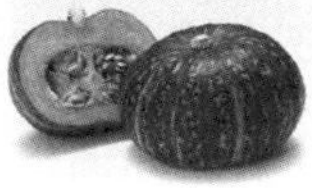

6 蘿蔔 VS 雞肉

蘿蔔是生活中常見的一種蔬菜，雞肉是生活中常見的肉食。做為美食家的你，想不想嘗試一下蘿蔔和雞肉一起燉湯呢？

營養解讀：雞肉肉質細嫩，滋味鮮美，蛋白質含量較高，且易被人體吸收利用，可以增強體質。雞肉還含有對人體生長和發育有重要作用的磷脂類，是中國人膳食結構中脂肪和磷脂的重要來源之一。蘿蔔含有豐富的維生素Ａ、維生素Ｃ、澱粉酶、氧化酶、錳等元素，所含的糖化酶素，可以分解其他食物中的致癌物亞硝氨，進而達到抗癌作用，對於胸悶氣喘，食慾減退、咳嗽痰多等都有食療作用。

蘿蔔和雞肉一起燉食味道鮮美，可以減少油膩、幫助消化。

健康重點：蘿蔔性涼，能夠祛火清熱，下氣消食，當勞累一天之後，晚餐吃點蘿蔔，不僅潤滑喉嚨還能開胃消食，清除虛燥之熱。

選購訣竅：在挑選蘿蔔時應挑選個體大小均勻，無病變，外皮無損傷的新鮮蘿蔔；用手指背彈碰蘿蔔腰部，聲音沉重、結實者不糠心，如果聽起來聲音渾濁則多為糠心。

7 金針菇 VS 綠花椰菜

金針菇是涼拌菜和火鍋的上好食材，其營養豐富、清香撲鼻而且味道鮮美，深受大眾的喜愛。綠花椰菜的綠色幼嫩花莖和花蕾，營養豐富，營養成分位居同類蔬菜之首，被譽為「蔬菜皇冠」。將兩者放在一起涼拌、炒食、做湯，是飲食中的一道精品。

營養解讀：綠花椰菜含有多種微量元素，長期食用可以減少乳腺癌、直腸癌及胃癌等癌症的發病機率。綠花椰菜豐富的維生素C含量，使綠花椰菜可增強肝臟解毒能力，並提高身體的免疫力，防止感冒和壞血病的發生。綠花椰菜補腎填精，健腦壯骨，補脾和胃，主治久病體虛、肢體痿軟、耳鳴健忘、脾胃虛弱以及小兒發育遲緩等病症。金針菇可以補

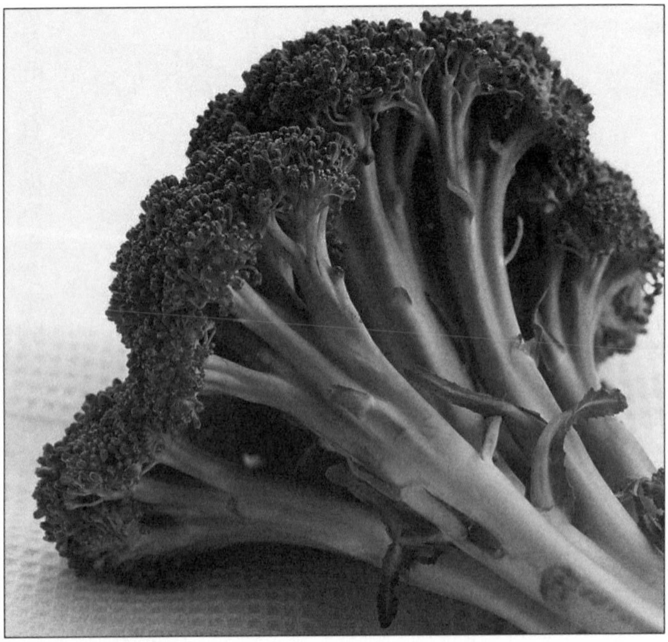

肝，益腸胃，抗癌；主治肝病、腸胃道炎症、潰瘍、癌瘤等病症。常食金針菇還能降膽固醇，增強身體正氣，防病健身。它所含的賴氨酸和精氨酸特別豐富，含鋅量也較高，能促進兒童的智力發育和成長，在日本被譽為「益智菇」、「增智菇」。綠花椰菜炒金針菇養顏美容、防癌、抗癌、益智補腦，青少年食用後增智、益智效果好。

健康重點：綠花椰菜煮後顏色會變得更加鮮豔，但要注意的是，在燙綠花椰菜時，時間不宜太長，否則失去脆感，拌出的菜也會大打折扣；綠花椰菜焯水後，應放入冷開水內降溫，撈出瀝淨水再用，燒煮和加鹽時間也不宜過長，才不致喪失和破壞防癌、抗癌的營養成分。

選購訣竅：花菜以花球周邊未散開的最好，並且花球潔白微黃、無異色、無毛花髒物現象。優質的金針菇顏色為淡黃至黃褐色，菌蓋中央較邊緣稍深，菌柄從上到下呈現由淺入深的狀態；另外有一種色澤白嫩的，應該是乳白為佳。

8 洋蔥 VS 羊肉

很多人喜歡冬季吃羊肉，原因在於羊肉肉質細嫩，容易消化，高蛋白、低脂肪、含磷脂多，膽固醇含量少，防寒溫補，可收到進補和防寒的雙重效果。洋蔥是一般家庭都可以消費得起的大眾菜，烹飪方法炸、炒、煲湯都很可口，更具有可治療和預防多種常見的疾病功效。

營養解讀：洋蔥能降低血壓、預防血栓形成，經常食用對高血壓，高血脂和心血管疾病都有保健作用。洋蔥可降低血糖，供給腦細胞熱能，是糖尿病、神志萎頓患者的食療佳蔬；洋蔥還可以控制癌細胞的生長，進而具有防癌、抗癌作用；洋蔥所含的微量元素硒具有防癌抗衰老的功效；洋蔥含有鈣質，常吃洋蔥能提高骨密度，有助於防治骨質疏鬆症；洋蔥還有很強的殺菌能力。

羊肉性溫，冬季吃羊肉，可以增加人體熱量，抵禦寒冷，增加消化酶，保護胃壁，修復胃黏膜，幫助脾胃消化，有抗衰老的作用；羊肉營養豐富，對氣管炎、哮喘、肺結核、貧血、產後氣血兩虛、腹部冷痛、體虛畏寒、腰膝痠軟、陽痿早洩以及一切虛寒病症大有裨益。

蔥爆羊肉是很多人喜歡的一道菜，如果能在菜中加點洋蔥，或是把大蔥都換為洋蔥，那就達到了營養的「升級組合」。這是因為羊肉蛋白質和飽和脂肪含量都較高，在乾燥的秋、冬季節，羊肉吃多了不但容易上火，還有膽固醇升高的危險。在烹煮羊肉時加些洋蔥，就可以有抵銷作用，防止人體對羊肉中膽固醇和脂肪的過量吸收。洋蔥和羊肉配食，也是理想的酸鹼食物搭配。

健康重點：羊肉具有溫補作用，最宜在冬天食用。因為羊肉性溫熱，為防止上火，吃羊肉時要搭配涼性和甘、平性的蔬菜，以便有清涼、祛火、解毒的作用。涼性蔬菜一般有冬瓜、絲瓜、白菜、油菜、菠菜、金針菇、蘑菇、蓮藕、茭白筍、筍、菜心等；而紅薯、香菇、馬鈴薯等是甘、平性的蔬菜。

特別提醒：吃完羊肉不宜立刻飲茶。因為茶葉含有較多的鞣酸，而羊肉含有豐富的蛋白質，吃完羊肉飲茶，會產生一種叫鞣酸蛋白質的物質，容易引發便秘。

選購訣竅：新鮮的綿羊肉，肉質堅實顏色紅潤，纖維組織較細，略有些脂肪夾雜其間，羶味較少；新鮮的山羊肉，肉質比綿羊的肉質厚且肉色略白，皮下脂肪和肌肉間脂肪少，羶味較重。

9 油菜 VS 香菇

在日常生活中，由香菇製作出的美味越來越受到大家的歡迎，也逐漸成為宴席上不可缺少的一道佳餚。在與香菇搭配的食材中，最佳配伍當屬油菜。

營養解讀：油菜為低脂肪蔬菜，且含有膳食纖維，可用來降血脂，治療多種便秘，預防腸道腫瘤。此外，油菜還能增強肝臟的排毒機制，對皮膚瘡癤、乳癰有治療作用；油菜含有大量胡蘿蔔素和維生素C，有助於增強身體免疫能力。

香菇富含十多種氨基酸及維生素C、E、β胡蘿蔔素等對人體健康十分有益。香菇含有嘌呤、膽鹼、酪氨酸、氧化酶以及某些核酸物質，食用後能有降血壓、降膽固醇、

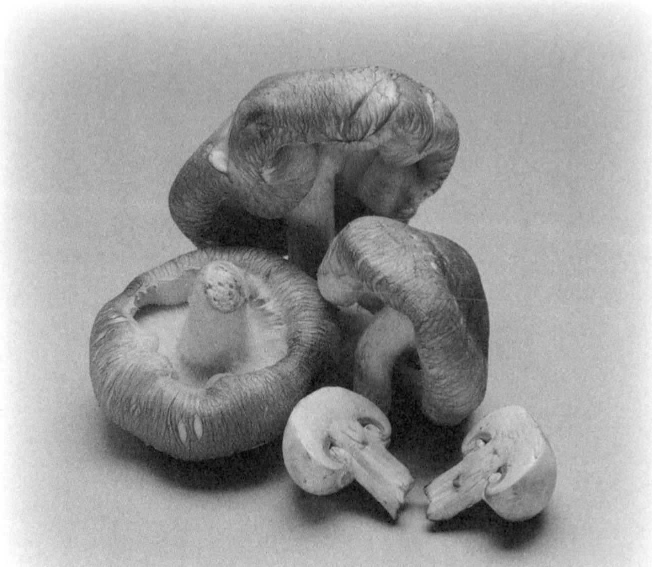

降血脂的作用，還能預防動脈硬化、肝硬化等疾病，消化不良、便秘時也可以多吃香菇。

油菜和香菇一起做菜，可以達到降脂、抗衰、補血、通便的功效。

健康重點：老年人、嬰幼兒和體弱多病者常受感冒的「青睞」，喝香菇湯是一種有效的預防方法。

選購訣竅：挑選油菜時也以新鮮、油亮、無蟲、無黃葉的嫩油菜為佳，用兩根手指輕輕一掐即斷者為嫩油菜，除了葉子的正面還要仔細觀察菜葉的背面有無蟲跡和藥痕。

香菇的種類很多，其中以開頭如傘，菇傘頂上開有似菊花一樣白色裂紋的為佳，顏色黃看起來光潤，菇身乾，菇朵小柄短，質嫩肉厚，聞起來具有芳香氣味，一般為品質好的香菇。

儲存方法：香菇吸水性強，不易貯存，當含水量高時容易氧化變質，發生黴變。貯存容器內必須放入適量的塊狀石灰或乾木炭等吸食濕劑，以防反潮。

10 豬肉 vs 大蒜

民間有諺語云：「吃肉不加蒜，營養減一半。」充分說明了瘦肉和大蒜一起食用的必要性。大蒜是餐桌菜餚中一種最常見的食物，既可以生吃，又可以調味，另外大蒜還擁有許多特殊功效被《時代週刊》列為十大最佳營養食品之一。

營養解讀：豬肉中維生素B_1的含量比其他肉食含量平均高9倍，但此種維生素不穩定，在人體停留時間也短。若同吃大蒜，大蒜中的蒜素與維生素B_1結合，將其水溶性變為脂溶性，進而大大增加人體的吸收與利用，保健效果更佳。

健康重點：大蒜生吃才殺菌，大蒜含有蒜氨酸和蒜酶，一旦把大蒜碾碎，它們就會互相接觸，進而形成大蒜素。大蒜素具有很強的殺菌作用，但大蒜素遇熱時會很快失去作用，所以吃生蒜要比熟蒜殺菌效果好。生吃大蒜如果想達到理想的保健效果，最好把大蒜搗碎成泥，而不是切成蒜末。大蒜搗碎後先放10～15分鐘，讓蒜氨酸和蒜酶在空氣中結合產生大蒜素後再食用。

選購訣竅：大蒜選購時以個頭大、瓣少、肉嫩、味辣的為佳。從外皮顏色看，紫色味辣較重，白色味辣輕些。

11 鱔魚 VS 青椒

「夏吃一條鱔，冬吃一根參」，是中國民間流傳已久的說法。之所以這樣說，是因為鱔魚和人參一樣，具有很高的藥用價值。營養學研究成果顯示，鱔魚肉中含有蛋白質、脂肪，還含有磷、鈣、鐵及多種維生素，是一種高蛋白低脂肪的食品，是中老年人的營養補品。

營養解讀：鱔魚青椒絲，營養豐富，防病健身，對病後體虛、身體瘦弱、營養不良者皆有滋補食療作用，對糖尿病患者能達到很好的降血糖作用。

健康重點：鱔魚不宜與南瓜、菠菜、紅棗同食；鱔魚＋菠菜＝腹瀉；鱔魚＋狗肉＝易上火、易使舊病復發；鱔魚＋金瓜＝性質相剋。

特別提醒：食用鱔魚不宜一次食用過多。因為鱔魚肉質難以消化，攝食過多，既影響消化，又會使身體受到損傷。鱔魚生活在骯髒的環境中，體內含有大量的寄生蟲，在烹調時，應盡量將它加熱至透，以殺死寄生蟲。另外在烹調時把它加工成小型原料，可以幫助和利於消化與吸收，具體方法為將鱔魚剔骨後加工成絲、條、段等形狀，再搭配燒、悶、燉等烹調方法，但無論怎樣加工和烹調，大家一定要注意鱔魚仍不可以一次食用過多。

12 枸杞 vs 紅棗

熬夜易使人老，尤其是女性熬夜更容易使面容憔悴。多喝枸杞紅棗茶，即使熬夜也會有好氣色。紅棗是一種營養佳品，被譽為「百果之王」。枸杞適合用來消除疲勞，具有溫暖身體的功效。

營養解讀：紅棗含有豐富的維生素A、B、C等人體所需的維生素，18種氨基酸及礦物質，維生素C和維生素P的含量很高。紅棗能提高人體免疫力，降低血清膽固醇，保護肝臟，抑制癌細胞，經常食用鮮棗的人很少患膽結石，棗中富含鈣和鐵，對防治骨質疏鬆、產後貧血有重要作用，對病後體虛的人也有良好的滋補作用；棗所含的蘆丁，是一種使血管軟化，進而使血壓降低的物質，對高血壓有防治功效；棗還可

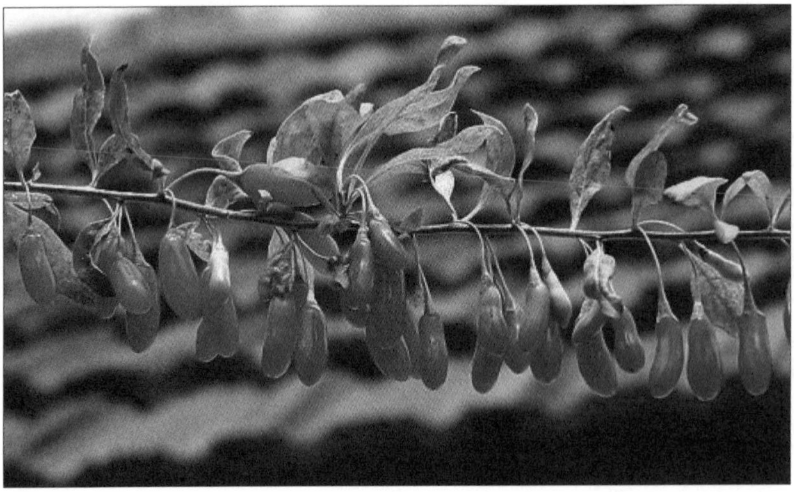

以抗過敏、除腥臭怪味、益智健腦、寧心安神、增強食慾。

枸杞含有眼睛保健所需的營養胡蘿蔔素、維生素A、B_1、B_2、C和鈣、鐵等，可以治療肝血不足、腎陰虧虛引起的視物昏花和夜盲症。枸杞有提高身體免疫力的作用，可以補氣強精、滋補肝腎、抗衰老、止消渴、暖身體、抗腫瘤。枸杞具有降低血壓、血脂和血糖的作用，能防止動脈硬化，保護肝臟，抑制脂肪肝，促進肝細胞再生。

健康重點：紅棗為補養佳品，食療藥膳中常加入紅棗補養身體、滋潤氣血。平時多吃紅棗、黃耆、枸杞，能提升身體的元氣，增強免疫力。

選購訣竅：

a. 枸杞呈橢圓扁長而不圓，呈長形而不瘦，為上品，顏色柔和有光澤、肉質飽滿。

b. 上好的紅棗表皮顏色紫紅，顆粒大而均勻、果形短壯圓整，皺摺少，痕跡淺；皮薄核小，肉質厚而細實；如果皺摺多，痕跡深，果形凹癟，則肉質差乃未成熟的鮮棗製成的乾品。被蟲子蛀過的紅棗，蒂端有穿孔或黏有咖啡色或深褐色的粉末，吃的時候要將蟲屎、爛棗等剔除乾淨。

13 黑木耳 vs 白木耳

黑木耳被現代營養學家稱為「素中之葷」，其營養價值可與動物性食物相媲美，白木耳則被譽為「菌中之冠」。兩者搭配食用，營養可以互補。

營養解讀：從食療保健角度來看，黑木耳和白木耳都具有防止脂褐素形成的作用，均屬於益壽、抗衰老的食品。同時，兩種木耳都含有多糖類物質，具有增強免疫力、抗病毒的作用。但由於兩者營養素成分含量不同，食用後對人體產生的作用仍有差異。白木耳晶瑩透白，色如銀，以製成甜羹食用較多。富含維生素D，能防止鈣的流失，對生長發育十分有益；所含磷脂有健腦安神作用，適合中老年人食用。中醫認為，白木耳有潤肺生津、補養氣血、滋腎益精等功效，適合呼吸系統較弱的人群。

黑木耳色澤暗褐，狀如人耳，可製作多種菜餚。黑木耳鐵的含量是各種素食中最多的，常吃能養血駐顏，並可防治缺鐵性貧血。此外，黑木耳的膠質具有極強的吸附能力，可減少粉塵對肺的傷害；黑木耳內還有一種類核酸物質，可以降低血中的膽固醇含量，對冠心病、動脈硬化患者頗有益處。

黑、白木耳若能搭配食用，營養素會得到相互補充。

健康重點：白木耳營養豐富，補腎、潤肺、生津，頗受老年人喜愛，但白木耳不太好消化，老年人消化功能又差，如果一次食用過多或連續食用，則會引起腸梗阻，表現為陣發性腹部絞痛、噁心、嘔吐、腹脹、肛門停止排氣等，病情嚴重的甚至需要手術治療。為此，老年人食用白木耳時，最好先將白木耳放在水中浸泡，然後再用文火慢煮，直到熟透為止。

選購訣竅：

a.優質的黑木耳整耳收縮均勻，乾薄完整，手感輕盈，扭折脆斷，互不黏結；取少許黑木耳用手捏易碎，放開後朵片有彈性，且能很快伸展的，說明含水量少；如果用手捏有韌性，鬆手後耳瓣伸展緩慢，說明含水量多；純淨的黑木耳口感純正無異味，有清香氣。

b.品質好的白木耳，耳花大而鬆散，耳肉肥厚，色澤呈白色或略帶微黃，蒂頭無黑斑或雜質，朵形較圓整，摸起來乾燥，無潮濕感，用嘴品嚐無異味。如果白木耳花朵呈黃色，一般是下雨或受潮烘乾的。如果白木耳色澤呈暗黃，朵形不全，呈殘狀，蒂間不乾淨，屬於品質差的；如果品嚐有辣味，則為劣質白木耳；白木耳受潮會發霉變質，如能聞出酸味或其他氣味，則不能再食用。

儲存方法：木耳要放在通風、透氣、乾燥、涼爽的地方，避免陽光長時間的照射。木耳要和一些氣味較重的原料分開保存，避免相互串味。由於木耳質地較脆，應減少翻動，輕拿輕放，不要壓重物。

14 毛豆 vs 絲瓜

毛豆中的鉀含量很高，夏天常吃，可以幫助彌補因出汗過多而導致的鉀流失，進而緩解由於鉀的流失而引起的疲勞無力和食慾下降，有效改善食慾不振與全身倦怠的狀況。絲瓜也是夏季餐桌上常見的蔬菜，美容養顏功效非常好，如果毛豆和絲瓜一起炒食，可以稱得上是色、香、味俱佳的美食。

營養解讀：毛豆的脂肪以不飽和脂肪酸為主，有助於降低人體中甘油三酯和膽固醇；毛豆的卵磷脂是大腦發育不可缺少的營養之一，有助於改善大腦的記憶力和智力水準；毛豆的鐵易於吸收，可以做為兒童補充鐵的食物之一。毛豆含有微量功能性成分黃酮類化合物，特別是大豆異黃酮，可以改善婦女更年期的不適，防治骨質疏鬆；毛豆還含有豐富的膳食纖維，能夠改善便秘，降低血壓和膽固醇；毛豆還能降血脂和降低血液中膽固醇，能夠預防和治療肥胖、高血脂、動脈粥樣硬化、冠心病等疾病。

絲瓜維生素C含量較高，可用於抗壞血病及預防各種維生素C缺乏症，可潔白細嫩肌膚、消除皮膚斑塊；由於絲瓜維生素B含量高，有利於幼兒大腦發育及中老年人大腦健康，還可以防止皮膚老化；絲瓜萃取物對乙型腦炎病毒有明顯預防作用；還可調理女性月經不順。

健康重點：夏天容易出汗，汗液會帶走一定數量的鉀，而鉀流失可使人疲勞無力、食慾不振。夏天經常吃毛豆，可以補充鉀，緩解倦怠。毛豆也不要和肉類搭配，特別是夏夜吃串燒的時候，串燒和毛豆，兩者應取其一。

選購訣竅：選購毛豆時，主要看毛豆莢是否新鮮，豆莢表皮上的茸毛是否有光澤。新鮮豆莢較硬實，每莢有２～３顆豆粒。豆粒顏色應是綠色或者綠白色，上面有半透明的種衣緊緊包裹，用手指掐有汁水流出。不新鮮的毛豆往往浸過水，如果豆莢發黃、豆莢表皮上的茸毛顏色晦暗，豆莢易開裂，剝開時豆粒與種衣脫離，說明該豆已不適宜做新鮮毛豆食用了。

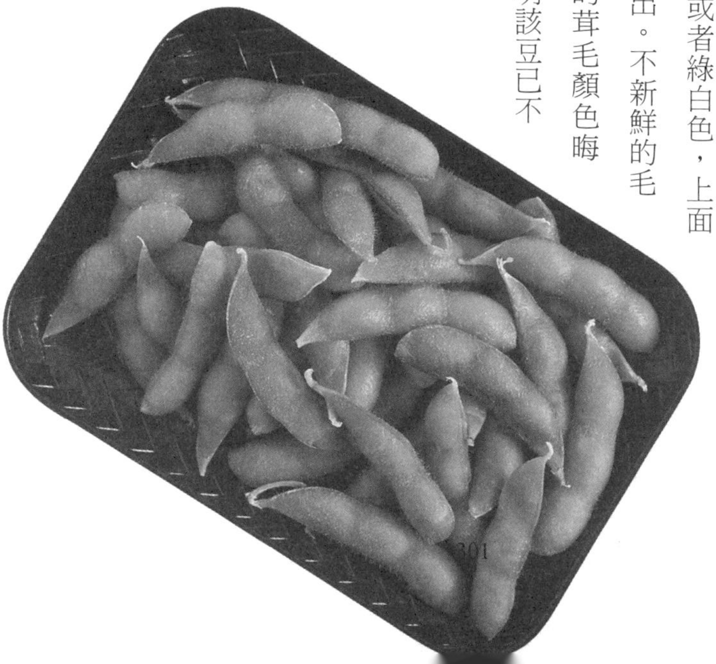

15 木瓜 VS 帶魚

木瓜營養豐富，有「百益之果」、「水果之皇」、「萬壽瓜」之稱，半個中等大小的木瓜可提供成人一天所需的維生素C，多吃可延年益壽。帶魚也是一樣的，營養豐富，肉肥刺少，味道鮮美，帶魚和木瓜一起食用，營養效果會更上一層樓。

營養解讀：從營養構成來看，木瓜含有蛋白質、脂肪、碳水化合物以及多種維生素，還含有人體所需的的17種以上氨基酸及鈣、鐵、木瓜蛋白酶、番木瓜鹼等。可有效補充人體所需的多種營養成分，增強身體的抗病能力。吃帶魚能夠養肝補血、潤澤肌膚、保養頭髮。帶魚含有不飽和脂肪酸，具有降低人體內膽固醇的作用；帶魚全身的鱗和銀白色油脂層中還含有一種抗癌成分——硫代鳥嘌呤，對輔助治療白血病、胃癌、淋巴腫瘤等非常有益。帶魚的營養成分裡具有豐富的

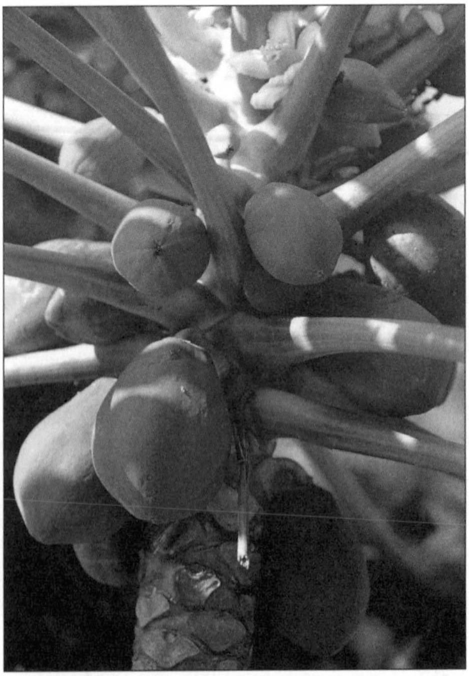

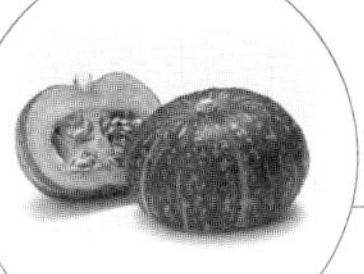

鎂元素，對心血管系統有很好的保護作用，非常有利於預防高血壓、心肌梗塞等心血管疾病。

木瓜燒帶魚具有養陰、補虛、通乳作用。

健康重點：帶魚有暖胃補虛、潤膚補五臟等功能，適合體虛之人如頭暈、氣短、乏力及營養不良者食用，對脾胃虛弱、消化不良、皮膚乾燥者尤為適宜。所以，胃口不佳的人，在夏天可以多吃些帶魚。另外，帶魚所含碘、硒、錳等微量元素以及維生素A、D的含量都高於淡水魚。

選購訣竅：

a.帶魚選購時以體寬厚、眼亮、體潔白有亮點呈銀粉色薄膜為優；如果魚體顏色發黃，無光澤，有黏液，或肉色發紅、鰓黑、破肚者為劣質帶魚，不宜食用。

b.挑選木瓜，瓜身光滑、沒有傷痕、肚大的為佳。拿在手上有彈性壓手，果皮開始變黑的木瓜，表示已熟。若木瓜拿在手上仍較硬，可於室溫中放置幾天，即會變得有彈性。

國家圖書館出版品預行編目資料

到底要怎樣吃才健康？／莊淑芹著.
－－第一版－－臺北市：知青頻道出版；
紅螞蟻圖書發行，2012.3
面　公分－－(Health Experts；6)
ISBN 978-986-6030-21-5（平裝）

1.健康飲食 2.食物 3.營養 4.烹飪

411.3　　101002247

Health Experts 06
到底要怎樣吃才健康？
作　　者／莊淑芹
校　　對／楊安妮、周英嬌
發 行 人／賴秀珍
榮譽總監／張錦基
總 編 輯／何南輝
出　　版／知青頻道出版有限公司
發　　行／紅螞蟻圖書有限公司
地　　址／台北市內湖區舊宗路二段121巷28號4F
網　　站／www.e-redant.com
郵撥帳號／1604621-1　紅螞蟻圖書有限公司
電　　話／(02)2795-3656（代表號）
傳　　真／(02)2795-4100
登 記 證／局版北市業字第796號
法律顧問／許晏賓律師
印 刷 廠／卡樂彩色製版印刷有限公司
出版日期／2012年 3 月　第一版第一刷

定價 280 元　港幣 93 元

ISBN 978-986-6030-21-5　　Printed in Taiwan